Karin E. Leiter

LEBENSBEGLEITUNG BIS ZUM TOD

Wir brauchen Hospize

Tyrolia-Verlag · Innsbruck-Wien

Mitglied der Verlagsgruppe „engagement“

Die Deutsche Bibliothek – CIP-Einheitsaufnahme

Leiter, Karin E.:
Lebensbegleitung bis zum Tod : Wir brauchen Hospize / Karin
E. Leiter. – 3. Aufl. – Innsbruck ; Wien : Tyrolia-Verl., 1998
ISBN 3-7022-1877-7

Umschlagbild: Karin E. Leiter
Gesamtherstellung: Athesia-Tyrolia Druck, Innsbruck

Inhalt

Vorwort

Für jeden von uns kommt – ob wir wollen oder nicht – die Stunde, aus dieser Welt fortzugehen, ohne etwas mitnehmen zu können von dem, was vergänglich ist und woran unser Herz hängt. Nur was unvergänglich ist, bleibt. Und um dieses Unvergängliche und Bleibende geht es, wenn wir vor dem Ernst der Nachfolge Christi stehen. Während unser Leben im Laufe der Jahre sozusagen zerrinnt, sehnt sich unser Herz nach etwas, das bleibt, das man am Ende des Lebens nicht zurücklassen muß, sondern das mitgeht. Das Herz kommt nicht zur Ruhe angesichts der Frage: Wohin geht schließlich mein Weg, und welchen Sinn soll mein Leben haben?

Die Eröffnung der Hospizstation St. Raphael im Verbande des Krankenhauses „Zum göttlichen Heiland" im September 1992 gab mir die Gelegenheit, nicht nur die neue Hospizstation mit ihren bereits aufgenommenen Patienten zu besuchen, sondern auch noch mehr über die vor 25 Jahren erfolgte Gründung des Londoner Hospizes St. Christopher's und der davon ausgegangenen Hospizidee in der ganzen Welt zu erfahren.

In den vergangenen Jahrzehnten hat sich auch in dieser Hinsicht manches geändert. Aber den Tod aus dem menschlichen Leben wegzuschieben hat sich nicht als Fortschritt, sondern als Rückschritt erwiesen. Das hat die Gründerin des Londoner Hospizes, Cicely Saunders, erkannt, und die weltweite Entwicklung der letzten 25 Jahre hat ihr recht gegeben.

Dort, wo die Medizin an der Grenze ihres Könnens angelangt ist, inmitten der großen Fortschritte und fast unglaublichen Heilerfolge, geschah es aber, daß die Krank-

heit als medizinischer Fall alles so sehr beherrschte, daß der Patient, der Mensch selber, mit seinen seelischen Nöten und Sorgen gerade auf dieser Wegstrecke allein gelassen wurde. Und gerade dort, wo die Medizin im technischen Sinne nicht mehr helfen kann, darf das nicht sein. Wir wissen aus Erfahrung, daß in solchen Stunden oft alles getan wurde, getan wird, um der Wirklichkeit des Todes nicht ins Antlitz schauen zu müssen. Aber das Rätsel des Todes bedrückt den Patienten und seine Angehörigen – auch wenn dies in der Regel nicht in Worte gefaßt werden kann. Und so rückt die Hospizidee den Menschen selber, jenseits der Grenzen der Medizin, ganz in den Vordergrund.
Aber nicht nur die Hospizidee veranlaßt mich, diese Zeilen zu schreiben. Bei dem erwähnten Festakt im Krankenhaus „Zum göttlichen Heiland“ habe ich Karin Leiter kennengelernt. Sie ist eine bekannte und erfolgreiche Schriftstellerin, ist in der theologischen Erwachsenenbildung tätig und setzt sich in vielen Vorträgen für die Hospizbewegung ein. Sie hat jetzt selber erfahren, was es heißt, Patientin in einem solchen Hospiz zu sein. Seit 1988 weiß sie um ihre schwere Krebserkrankung. Was sie in diesem Buch über sich und andere erzählt, auf der letzten, zu Ende gehenden Wegstrecke, das ergreift unser Herz und stellt uns vor das letzte große Geheimnis des menschlichen Lebens, aus dem wir kommen und wohin wir unterwegs sind.
Liebe Karin Leiter, ich danke Ihnen für dieses Buch, das niemand so hätte schreiben können wie Sie.

Dr. Franz Kardinal König

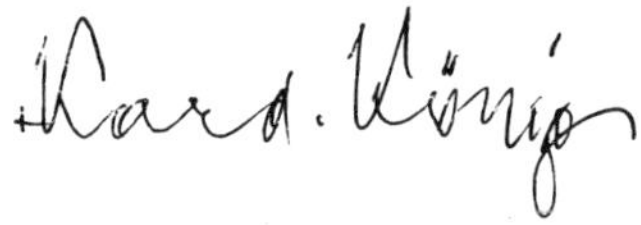

Die Schutzhütte

Am 6. September 1992 wurde in Wien die erste österreichische Hospizstation „St. Raphael“ eingeweiht.
Kurz bevor ich selbst bei dieser Feierstunde ans Rednerpult sollte, kam mir das Bild einer Schutzhütte in den Sinn.
Eine Schutzhütte in den Bergen steht hoch oben, aber nicht am Gipfel. Es ist ratsam, sich dort auszurasten, vielleicht vor dem Gipfelsturm noch einmal zu übernachten. Beim schnellen Wetterwechsel bietet sie Schutz und Sicherheit. Die Wirtsleute sind ausgebildete Bergführer und erfahrene Wetterfrösche. Sie wissen, was bei Bergnot zu tun ist. Sie kennen die Routen zum Gipfel, die Eigenheiten und Gefahren von Berg und Wetter. In einer Schutzhütte treffen sich Gleichgesinnte. Das Service ist einfach. Kein Hotelbetrieb. Jeder packt wie selbstverständlich mit an. Den Pianisten an der Bar ersetzt eine Gitarre an der Wand. Wer spielen kann, holt sie herunter. Alle singen einfach mit. Es braucht kein langes Kennenlernen.
So manche Schutzhütte ist Treffpunkt von Freunden. Dann geht es gar nicht sosehr darum, unbedingt auf den Gipfel aufzusteigen. Das Ziel ist eben auch die Hütte. Nach einer Zeit dort oben kehrt jemand wieder ins Tal zurück – ohne Gipfelerlebnis ...
Ich habe den Festgästen von diesem Bild erzählt. Für mich war mit St. Raphael eine solche Schutzhütte geöffnet worden. Knapp unterhalb des Gipfels. Für die letzte Lebenszeit.
„Wirtsleute“ und „Bergführer“ sind bereit. Es geht ihnen

um das Wohl sterbender Menschen. Sie rüsten eine Seilschaft aus, damit dieser *eine* gut auf *seinen* Gipfel kommt.
Mir war selbst sehr wohl bei dem Gedanken, daß wir nun auch in Österreich ein erstes Hospiz haben sollten. Zu diesem Zeitpunkt ahnte ich noch nicht, daß ich schon eine Woche später selbst als Patientin dort liegen würde.
Heute ist mir klar, daß das Bild von der Schutzhütte nur ein Ausschnitt von dem war, was Hospizbewegung eigentlich ist.
Es gibt hervorragende Hospizliteratur von kompetenten Fachleuten. Ich maße mir nicht an, ein Fachbuch schreiben zu wollen oder zu können. Wie Hospize genau strukturiert sind, finanziert werden, welche Ausbildungswege für Mitarbeiter notwendig sind… das alles sind Fragen, die den Fachleuten zustehen.
Ich bin eine Hospizpatientin und möchte aus dieser Erfahrung einiges dazu sagen. Die Schutzhütte ist nur ein kleiner Ausschnitt. Für mich ist die Hospizbewegung vor allem Ausdruck einer *Lebenshaltung*, ja einer *Lebensphilosophie!*

Die Schutzhütte steht weit oben in den Bergen. Der Weg da hinauf ist schon ein besonderer. Wenn wir unseren Lebensweg wirklich realistisch betrachten wollen, dann müssen wir unser Sterben und unseren Tod miteinbeziehen.
Die einzige Sicherheit im Leben eines Menschen ist die Tatsache seines Todes. Allerdings haben wir nichts so perfekt verdrängt wie eben unser Sterben und unseren Tod. Wir sind völlig rat- und hilflos im Angesicht des

Todes. Er kommt immer zu früh, ungelegen, darf nicht sein. Für den Weg bis hin zur Schutzhütte – oder eben bis zum Gipfel – brauchen wir einiges. Bleiben wir ruhig beim Bild der Bergtour: Eine *Tourenkarte* zeigt mir gangbare Routen. Verschiedene Schwierigkeitsgrade sind da und dort angegeben. Die Karte gibt mir ein ungefähres Bild. Sie zeigt mir aber weder den wirklichen Weg mit allen Unebenheiten, Geröllhalden, Auswaschungen und Stolpersteinen noch die Schönheit der Landschaft oder die Wetterfronten.

Ein *Wetterbericht* ist ebenfalls nur eine Vorhersage, die nicht stimmen muß. Der eigene Blick zum Himmel ist auch noch wichtig. Selbst mit Erfahrung bleibt es nur eine vage Vorstellung – mehr nicht.

Der *Rucksack* muß mit Bedacht gepackt werden. Ich muß ihn sehr weit tragen. Also ist unnötiges Gewicht zu vermeiden.

Ein Leben lang alles mitschleppen und niemals aussortieren – das *er-trage* ich irgendwann nicht mehr. Auch kann es passieren, daß so viel unnötiges Zeug den Platz für wichtige Dinge wegnimmt. Dann stehe ich plötzlich da und weiß mir nicht zu helfen.

Aussortieren ist für den Sammler von tausend Sachen notwendig. An wie viele Dinge hängen wir unsere ganze Kraft und Energie, glauben, daß wir ohne sie nicht leben können? Die Wertigkeiten werden oft erst schmerzlich bewußt, wenn ich be-greifen muß, daß ich nichts festhalten kann. Er-trage ich das, was mir wirklich zusteht – oder bin ich längst zum Packesel geworden? Für mich und für andere?

Es gibt auch Sammler des ewig Gestrigen. Kann ich auch innerlich etwas loslassen, verzeihen, sein lassen –

oder muß ich ständig in alten Wunden rühren, sie niemals heilen lassen? Über all dem vergesse ich das Heute, meinen Weg *jetzt*. Dann stehe ich plötzlich da und soll *heute* leben – nicht gestern und nicht morgen. Ganz einfach nur heute! Und dabei ist das Gestern noch nicht entrümpelt und das Morgen viel verlockender mit seinen Träumen …

Im Rucksack findet sich etwas für Hitze und Kälte. Verbandszeug und Proviant. Von allem etwas. Von allem nicht mehr, als ich brauche. Der Rucksack muß auch gut gepackt werden. Die Kante der Proviantdose soll nicht im Kreuz drücken, das Paar Reservesocken nicht grade unerreichbar zuunterst liegen.

Eine Taschenlampe mit halbleeren oder gar leeren Batterien ist sinnlos. Streichhölzer dürfen nicht unauffindbar irgendwo dazwischenrutschen. Für die Bergtour ist Klopapier wichtiger als die letzten Börsenberichte!

Jeder Mensch muß seinen Rucksack selber packen. Er muß wissen, wo er alles findet. Er selbst ist dafür verantwortlich.

Viel von der Weisheit, einen solchen Rucksack zu packen, habe ich von meinem Großvater gelernt. Holen wir uns Rat und Hilfe von den Bergerfahrenen! Sie entbinden uns aber nicht der Eigenverantwortung!

Neben Tourenkarte, Wetterbericht und Rucksack ist auch die richtige Kleidung wichtig. Sie muß bequem sein, mir Bewegungsfreiheit lassen. Wind sollte sie abhalten, Schweiß aufsaugen. Sie muß mich atmen lassen, mir nicht die Kehle zuschnüren …

Ganz besonders wichtig sind die *Schuhe*. Nicht die Füße müssen sich den Schuhen anpassen, sondern umgekehrt! Zu große Schuhe reiben. Blasen sind die schmerz-

hafte Folge. Zu kleine Schuhe drücken, und nach kurzer Zeit wird das Gehen zur Qual. Meine Füße geben die Schuhgröße vor.
Die Knöchel sollten gut gestützt sein. Der Weg ist steinig, uneben, geht bergauf und bergab. Rutschfeste Sohlen sind wichtig. Mit Absätzen oder gar mit Stöckelschuhen wirkt man vielleicht größer. Weite Strecken damit gehen kann aber niemand. Nicht im Gebirge!
Ein Leben lang stehen, gehen wir auf unseren Füßen. Wirklich Boden unter ihnen spüren können wir aber nur, wenn wir tatsächlich *boden-ständig* sind.
Der Lebensweg ist keine Autobahn! Wenn ich mir das Folterinstrument „Schuhmode" oder die heutige Automanie anschaue, glaube ich, wir müssen zuerst einmal gehen lernen. Wieder und noch einmal ganz von vorne.

Auf einem Bild des Baseler Totentanzes fordert der Tod ein Kind auf: „Komm, tanze mit mir!"
Das Kind antwortet darauf: *„Wie soll ich tanzen, wenn ich nicht gehen kann?"*
Mit der Grundausrüstung zum Berggehen beginnt für mich der Hospizgedanke. Der Weg von der Schutzhütte zum Gipfel ist nur das letzte Stück. Wie soll ich das wirklich schaffen, wenn ich nicht gehen gelernt habe? Wie soll ich die „Ars moriendi" – die Kunst des Sterbens – be-greifen, wenn ich nicht leben gelernt habe?
Das Sterben spielt sich nicht im Niemandsland zwischen Leben und Tod ab. *Sterben ist ein Teil des Lebens!* Deshalb spreche ich auch ganz bewußt von einer „*Lebensbegleitung*" bis zum Tod und nicht von einer „Sterbebegleitung".
Das Sterben ist eine Lebensphase. So wie Geburt, Kind-

heit, Jugend, Alter es sind. *Sterben ist keine Krankheit!* Freilich ist dieser Lebensabschnitt oft von Krankheit begleitet. Darunter leiden wir – der Sterbende selbst und seine Begleiter. Für alle ist diese Phase krisenhaft und schwierig.

Ich möchte dazu einen Blick auf die Pubertät werfen: Alle Beteiligten, Jugendliche und Eltern, Geschwister und Lehrer, leiden darunter. Die Aussicht auf das Erwachsenwerden ist mit Hoffnung, aber auch mit Angst verbunden und so oft eben nur ein schwacher Trost. Die Hoffnung, daß alles anders wird, hilft im Moment der Orientierungslosigkeit, des Liebeskummers und Weltschmerzes wenig. Niemand versteht mich. Ich bin allein. Es ist alles sinnlos …

So absurd ist dieser Vergleich nicht! Sogar ein Loslassen und Abschiednehmen steht im Raum. Ein kleines Sterben passiert.

So wie wir den Blick bei einem Jugendlichen auf die Zukunft lenken, er selbst in Träumen und Visionen aussteigt, so setzen wir den Jenseitsgedanken an das Sterbebett, wenn sonst nichts mehr für eine Zukunft bleibt. Wenn das Heute schwierig wird, fliehen wir gerne in die Zukunft. Sie ist nicht real. Die Vergangenheit bildet zwar im Lauf der Zeit auch ihre Legenden und Illusionen, die Zukunft läßt uns aber Visionen, die realisierbar sein könnten – vielleicht …

Ich sehe den Tod ganz klar als einen *Geburtsakt* in ein anderes Leben. Und verstehe auch den phantasiebegabten Menschen, der immer wieder versucht, sich dieses Jenseits auszumalen. Aber die schönste und die furchtbarste Jenseitsvorstellung nehmen mir nicht mein Sterben und nicht meinen Tod!

Für mich ist die Frage nach dem „danach" nach wie vor eine Frage des *Gottvertrauens!* Ich brauche mir nicht das Unvorstellbare ausmalen. Ich darf neugierig sein wie ein kleines Kind vor Weihnachten. Ein kleiner Blick wurde mir schon geschenkt in meinem Sterben. Vielleicht habe ich einfach gesehen, wie mein Geschenk eingepackt ist. Aber geöffnet wird es erst zum Festtermin im richtigen Ambiente, zur rechten Zeit. *Und wann Weihnachten ist, bestimme nicht ich!*

Ich habe mich oft gefragt, wann mein Sterben begonnen hat. Natürlich können wir jetzt philosophisch davon ausgehen, daß das Leben vom ersten Augenblick an auf seinen Tod hin orientiert ist und damit stirbt. Aber ich möchte diese Lebensphase betrachten. Und es ist wieder so wie bei der Kindheit, der Pubertät, dem Alter: Niemand kann sagen, am Soundsovielten um x Uhr hat mein Sterben begonnen.

War es zum Zeitpunkt, als ich erfuhr: unheilbar krebskrank? War es am Sterbebett eines Mitpatienten? Beim Schreiben meines Testaments? War es erst ganz real im September 92, als ich im Hospiz lag und von den Freunden Abschied nahm?

Ich weiß es nicht.

Nur eines weiß ich: daß mein Leben sehr intensiv geworden ist, seit ich *heute* lebe. Dieses Heute, das so einmalig, einzigartig und unwiederholbar ist.

Ich habe im Angesicht des Todes erfahren, was ein Augenblick Leben ist! Schwester Leben und Bruder Tod sind für mich ein Zwillingspaar. *Beide* gehen in Freundschaft und Treue an meiner Seite. Sie sind mir *beide* lieb und wert geworden. Ich stehe sterbend dazwischen und halte mein Heute als Lebendigkeit in meinen Händen. Mehr könnte ich auch nicht tragen …

Die Verdrängung des Sterbens nimmt uns viel vom wirklich Lebens-werten und vom tatsächlich Lebendigen.

Vielleicht brauchen wir deshalb dringend Hospize, um dem Sterben wieder Platz einzuräumen. Damit das Leben wieder Raum bekommt. Auf diesem Weg ist die *Schutzhütte* eben wichtig. Rastplatz und vieles mehr! …

Der Anfang

Die Idee der Hospize ist alt. Im frühen Mittelalter gab es entlang der christlichen Pilgerrouten unzählige Hospize. Sie sollten Pilgern zur Rast dienen, Kranke pflegen und Sterbende betreuen. Erste Regeln wurden erstellt, wie „wir *unsere Herren, die Kranken*, pflegen und betreuen". Nach dem Ende der Kreuzzüge und der Pilgerreisen verschwanden auch die Hospize oder wurden zunehmend von Gasthäusern, Spitälern und Siechenheimen abgelöst.

Während der Jahrhundertwende wurde die Idee der Hospize in England wieder aufgegriffen, und es entstanden auf religiöser, karitativer und privater Basis Heime und Kliniken für unheilbar Kranke. In Anlehnung an die mittelalterlichen Einrichtungen nannte man sie „Hospize". Seit 1906 arbeitet so das *St. Joseph's Hospice* der Caritasschwestern in London.

In den fünfziger Jahren wollte die Engländerin *Cicely Saunders* nicht mehr zusehen, wie elendiglich oftmals das Sterben von Krebspatienten verlief. Die Schmerzbekämpfung war damals noch unzureichend, therapeutische Maßnahmen sehr schwierig. Um hier etwas zu verändern, mußte die 33jährige erst einmal ihren Beruf aufgeben und Medizin studieren. Sie begleitete einen polnischen Emigranten. Er war an Krebs erkrankt und starb. Saunders erzählte ihm von ihren Plänen. *Schmerztherapie* und *Symptomkontrolle* sollten dem Sterbenden eine lebenswerte Zeit bis zu seinem Tod ermöglichen. Ihr erster Patient hinterließ ihr 500 Pfund für ein Fenster in ihrem ersten Hospiz.

18 Jahre hat es gedauert. 1967 eröffnete Saunders *St. Christopher's Hospice* in London. Sie hat es um dieses erste Fenster herumgebaut.
Inzwischen sind unzählige Ärzte, Krankenschwestern und -pfleger, Sozialarbeiter und Helfer aus allen möglichen Berufen und aus aller Welt in St. Christopher's ausgebildet worden. Allein in England gibt es heute über 170 Hospices, weltweit über 2000.
Sie arbeiten als *ambulante Teams*, die ihre Patienten zu Hause betreuen, als *Tagesheimhospize*, als *feste Hospizhäuser* und als *Stationen* mitten in einem Krankenhaus.
Hospize, in welcher Form auch immer, sind *keine Konkurrenz* zum allgemeinen Krankenhaussystem oder einer anderen medizinischen Einrichtung! Ein Krankenhaus ist zur Heilung von Krankheiten und Unfällen eingerichtet. Die Betreuung und Pflege der Patienten ist an einer *kurativen* (heilenden) Medizin orientiert. Das soll ja so sein und auch so bleiben!
Das Sterben wird deshalb oft als ein Versagen empfunden, weil eben die kurative Medizin hier scheitern muß. Sterben an sich ist keine Krankheit, sondern eine Lebensphase, habe ich gesagt. Und diese Lebensphase braucht eine ganz eigene Betreuung, die in einem Krankenhaus eigentlich nicht gegeben ist und auch nicht sein kann.
Für einen Sterbenden ist die *Palliativmedizin* (Beschwerden lindernde) wichtig und not-wendig – im wahrsten Sinne des Wortes. Für einen solchen Menschen sind eine ausgezeichnete Schmerztherapie – wenn nötig – und eine ständige Symptomkontrolle wichtig. Er braucht intensive ärztliche Betreuung, aber eben mit palliativen Maßnahmen.

Dr. Saunders hat es auf einen einfachen Nenner gebracht: „*Low tech and high touch*“ – ein Minimum an Technik und ein Maximum an Streicheleinheiten!
Ein Arzt hat mir gesagt, daß er zeitweise Angst hat, rund um einen Tumor den Menschen zu vergessen. Dieses Wort hat mich sehr berührt. In allen medizinischen Ausbildungen wird mit der Leiche begonnen. Sie lernen alle Anatomie. Noch gibt es keine Ausbildung in der Begleitung Sterbender. Auch hier liegt eine wesentliche Aufgabe des Hospizes: *Jedes Hospiz ist zugleich auch Ausbildungszentrum und tätig in der Schmerzforschung.*
Ein Hospiz soll hineinwirken in andere Bereiche der Sozialberufe – in die Altenbetreuung, Hauskrankenpflege u. ä.
Das Hospiz selbst ist klar definiert für *ganz bestimmte Patientengruppen:*

1. Krebspatienten im Endstadium ihrer Erkrankung. Es bestehen keine Heilungschancen mehr, die Metastasierung ist fortgeschritten.
2. Patienten mit dem Vollbild einer Aids-Erkrankung.
3. Patienten mit lebensbedrohenden Erkrankungen des Nervensystems bei fortgeschrittener Lähmung und starken Schmerzzuständen.
4. Endzustand einer chronischen Nieren-, Leber-, Herz- oder Lungenkrankheit.

Außerdem ist bei allen diesen Patienten eine *konkrete Todesursache* bereits absehbar.
Am wichtigsten aber ist, daß der Kranke selbst, seine Familie oder Freunde und nicht zuletzt der behandelnde Arzt eine Hospizbetreuung beiziehen wollen. Sie müssen sich auch darüber klar sein, daß lindernde Pflege und Therapie, aber *keine lebensverlängernden Maßnah-*

men getroffen werden. Die genannten Aufnahmekriterien schließen Menschen mit langem, zum Tode führendem Siechtum oder Altersschwäche aus. Das mag auf den ersten Blick problematisch aussehen. Aber damit setzt sich die Hospizbewegung selbst eine Grenze, die sehr vernünftig ist.

Ich bin auch überzeugt davon, daß andere Institutionen wie eben die Altenbetreuung u. ä. nicht aus ihrer Verantwortung entbunden werden sollten. Sonst könnten wirklich Ghettosituationen entstehen – „Sterbehäuser" eben.

Wir müssen nur das Pferd von vorne aufzäumen: *Nicht* aus einem Wald-und-Wiesen-Händchenhalten bei allen Sterbenden, die nur irgendwo zu finden sind, wird irgendwann ein wirkliches Hospiz!

Aus den Erfahrungen und Arbeiten eines Hospizes entstehen Gruppen, die eben dann in einem Dorf, im Sozialsprengel… ebenfalls zu arbeiten beginnen und sich Ausbildung im Hospiz holen können.

Eine umfassende Ausbildung ist notwendig! Ausnahmslos für alle, die in der Lebensbegleitung arbeiten wollen. Kommen sie nun aus den medizinischen Berufen oder aus ganz anderen Bereichen. Nicht nur eine Grundausbildung, sondern auch weiterbildende Maßnahmen sind genauso wichtig wie eine *regelmäßige Supervision* (fachkundige Führung und Stützung) – gleichermaßen für hauptamtliche und ehrenamtliche Mitarbeiter.

Bevor ein Mensch in diesem Bereich arbeiten darf, muß er von erfahrenen Leuten bei der Schulung oder bei Gesprächen genau beobachtet werden. Menschen, die in der Familie oder im engen Freundeskreis in den letzten zwei Jahren einen Todesfall erlebt haben, Menschen mit

einem Helfersyndrom, mit religiös-missionarischen Ambitionen, Menschen, die privat oder beruflich unter Hochspannung stehen, die seelisch instabil oder sehr introvertiert sind, haben in der Lebensbegleitung am Sterbebett eines Hospizpatienten nichts verloren!
Ich weiß, das klingt hart. Aber diese Arbeit fordert sehr viel. *Und ein hilfloser Helfer ist kein Helfer!*

Mir wird immer wieder entgegengehalten, daß so ein Mensch ja auch bei eigenen Familienangehörigen dasein würde. Das ist aber eben ein vertrauter Mensch, den ich unter Umständen schon ein Leben lang kenne. Als Hospizmitarbeiter stehe ich aber einem fremden Menschen und seiner Familie gegenüber und muß mitten in diesem Sturm der Felsen sein können. Auch habe ich dann *nicht einen Sterbenden*, den ich begleiten soll, sondern *mehrere*.
Gleichgültig, ob ein Team die Patienten zu Hause betreut, als Tagesheim oder ganz versorgt, gleichgültig auch, nach welchen gesellschaftlichen Gegeben- und Besonderheiten ein Hospiz arbeitet, eines bleibt auf der ganzen Welt gleich:
Es ist *immer* ein hauptamtliches Team von Ärzten, Schwestern und Pflegern, zumindest einem Sozialarbeiter und einem Koordinator notwendig. Um diesen Kern kann sich eine beliebig große Schar freiwilliger Helfer aus allen Berufen und Altersstufen gruppieren. *Ohne freiwillige Helfer ist kein Hospiz führbar.* Die intensive menschliche Betreuung fordert auch viel Personal. Dies ist nur finanzierbar und durchführbar mit vielen ehrenamtlichen Mitarbeitern. *Aber kein Hospiz ist einsatzfähig ohne hauptamtliche Angestellte, die vorwiegend aus den me-*

dizinischen Berufen kommen müssen. Diese Gruppe braucht auch eine Spezialausbildung in Schmerztherapie – direkt in einem erfahrenen Hospiz.
Wir dürfen nicht vergessen, daß es in der Hospizbetreuung nicht nur um den Sterbenden geht, sondern auch um die Angehörigen, um Freunde. Diese Gruppe kann wesentlich intensiver begleitungsnotwendig werden als der Patient selbst. Und wir dürfen nicht vergessen, daß bei Wunsch auch bis zu zwei Jahre in der Trauer begleitet wird.
Im Wiener St. Raphael ist eine eigene „*Hinterbliebenengruppe*" entstanden.

Für Dr. Saunders steht *der Sterbende im Mittelpunkt.* Seine Wünsche und Bedürfnisse sind wesentlich, sein Wohlbefinden steht an oberster Stelle.
Er ist wichtig. Seine *Würde* zu erhalten heißt, ihm auch ein menschenwürdiges Sterben zu ermöglichen.
Es geht nicht darum, den Bergsteiger irgendwie losgehen zu lassen. Er soll sicher und heil auf seinem Gipfel ankommen! Das gelingt nicht immer. Ein plötzlicher Wettersturz, unvorhersehbar, ein Stein, der sich gelockert hat, eine Erschöpfung, Steinschlag… und der Gipfelsturm mißlingt. Die besten Bergführer und verantwortungsbewußtesten Hüttenwirte können das nicht immer vermeiden.
Das Team muß es aushalten können. Sicher die größte Anforderung. Und deshalb sind auch die Anforderungen an ein Hospizteam von Anfang an *kompromißlos* hoch!

Schmerztherapie

Ich unterrichte an mehreren Krankenpflegeschulen „Christliche Anthropologie“ für Diplomjahrgänge. Wenn ich meine Schüler frage, welche Arten von Schmerzen sie kennen, antworten sie prompt: „Physische und psychische Schmerzen!“

„Und sonst noch?“ frage ich nach.

Sie zählen mir in der Folge eine ganze Reihe physischer und psychischer Schmerzarten auf, die sie nach drei Jahren theoretischer und praktischer Ausbildung kennengelernt haben. Aber ich bin immer noch nicht zufrieden. Ratlosigkeit bricht aus. Es braucht einige Hinführung, bis wir zu den *vier Schmerzformen* kommen, die einen Menschen quälen können:

Der *physische Schmerz* in allen seinen Ausprägungen ist uns bekannt.

Der *psychische Schmerz,* der sich auch körperlich zu äußern versteht, braucht auch keine nähere Erklärung.
Der *soziale Schmerz* wird gerade in der Lebensphase Sterben sehr wesentlich. Das Sprechen fällt schwer. Die Ohnmacht, Hilflosigkeit, die Einsamkeit und das Abschiednehmen tun weh.

Der *spirituelle Schmerz* erfaßt jeden Menschen im und am Sterbebett. Gleichgültig, wie der religiöse Hintergrund ausschaut. Die große Frage nach dem Warum, nach Lebenssinn und Leidenserfahrung bricht auf. Unsicherheit und Einsamkeit auch hier.

Wenn wir dann über alle vier Schmerzformen sprechen, gibt es ständige Aha-Erlebnisse.

Eine umfassende Schmerztherapie betrifft den ganzen Menschen mit seinem ganzen Leiden! Auf allen vier Ebenen muß dies bedacht werden. In dieser ganzheitlichen Schmerztherapie ist die Hospizbewegung inzwischen *führend* in der Medizin.

Die Idee, von der Dr. Saunders ausgegangen ist und die sich in der Praxis als so erfolgreich erwiesen hat, ist denkbar einfach:

Der körperliche Schmerz soll *frühzeitig* ausreichend und dauernd behandelt werden. Je früher diese Therapie einsetzt, umso wirksamer und hilfreicher ist sie.

Gerade das körperliche Wohlbefinden wirkt sich nachhaltig auf alle anderen Schmerzformen aus. Kann ein Mensch seinen Schmerz beherrschen und wird nicht umgekehrt von dieser Qual beherrscht, geht es ihm auch psychisch wesentlich besser, er kann seine soziale Situation klarer sehen, ein Begleiten und Betreuen ist weniger ohnmächtig, und seine spirituelle Auseinandersetzung hat Raum.

Für den körperlichen Schmerz brauchen wir medikamentöse Behandlung, die dem neuesten Stand der Medizin entspricht und *zusammen* mit dem Kranken durchgeführt wird. *Der Patient ist Partner in der Therapie. Er ist der Experte seiner Schmerzen!*

Als eine Patientin bei einer Untersuchung zusammenzuckte, meinte der behandelnde Arzt: „*Das kann Ihnen gar nicht weh tun!*“

Sie hatte Angst, war einfach erschrocken. Niemand hatte ihr etwas erklärt. Niemand redete während der Prozedur mit ihr. Sie war unvorbereitet, was da alles auf sie zukommen sollte. Aber sie war diejenige, die dafür den Kopf hinhalten mußte. Und das *mußte* weh tun!

Ganz abgesehen davon, daß die Feststellung des Arztes niemals wirklich stimmen hätte können. *Was mir weh tut, kann nur ich beurteilen!* Schmerz ist ein subjektives Empfinden. Er wird von jedem Menschen auf ganz persönliche Art und Weise gespürt. Seien wir also vorsichtig mit solchen Schublade-Aussagen! Sie allein schmerzen auch!

Krankheitsverläufe mit zunehmenden Schmerzen zermürben. Der Kranke kann bald an nichts anderes mehr denken. Sehr schnell beherrscht der Schmerz den Menschen und nicht mehr der Mensch den Schmerz. Wir brauchen nur eine Nacht lang Zahnweh zu haben. Jeder weiß, was das bedeutet!
Jede Lebensfreude, jeder positive Gedanke geht unter. Wer sich vor Schmerzen windet, der verbraucht auch enorme Lebensenergie und seine ganze Kraft. Verzweiflung nimmt zu. Ich will nicht mehr! Das Leben wird un-erträglich.
Auch der Helfer neben einem solchen Bett kann bald nicht mehr. Es ist einfach nicht mehr zu er-tragen, diesem Leiden zuzuschauen. Die Belastung auf beiden Seiten erreicht ein un-menschliches Ausmaß. Mitverantwortlich ist unser anerzogener Wahn-sinn! Entweder muß ich ein Held sein oder ein Märtyrer. Noch immer höre ich den absolut blödsinnigen Satz „Ein Indianer kennt keinen Schmerz!" als Erziehungslüge. Er ist noch nicht gestrichen worden aus dem Alltagswortschatz. Wer seinem Schmerz Ausdruck gibt, gilt als „wehleidig", „hysterisch" oder einfach als „feige".
Mitverantwortlich ist auch unsere – vor allem katholisch hochgehaltene – Opferlamm-Mentalität. Der Dul-

der ist noch immer „christlicher“ als der Rebell. Warum, weiß ich nicht so genau. Wenn ich einen Menschen nicht effektiv trösten kann, muß ich ihn dann ver-trösten – um jeden Preis? *Kann ich nicht eingestehen, daß ich auch keine Antwort habe*, mich auch ohnmächtig fühle, es nicht verstehe? *Hiob* hätte uns ein großes Beispiel dafür gegeben! Muß ich meine Macht, meine Überlegenheit ausspielen? Und deine Angst stärkt meine Macht! Wo ist das Gottvertrauen in einem solchen Spiel der Grausamkeit? Demütigung ist Entwürdigung und hat nichts mit Demut zu tun! Fehlt zur echten De-Mut der Mut?
Ich verstehe diese Opferlamm-Mentalität auch und vor allem aus meinem christlichen Glauben heraus nicht. Eine Befreiungstheologie wäre dringend not-wendig! Jesus ist am Kreuz gestorben, *weil* er ein Rebell war. Er hat unmenschliche Zustände nicht geduldet, hat sie immer wieder aufgezeigt und auch angeprangert. Mit sehr scharfen Worten zum Teil – auf jeden Fall unmißverständlich. Er hat auch *keinen* Kranken, der zu ihm kam, heimgeschickt mit dem Auftrag: „Leide weiter! Opfere dich auf!“
Christus hat den Leidenden ernst genommen.
„*Was willst du?*“ war seine Frage. Und mit diesen Worten beginnt Heilung!

Der Tod „muß“ verdrängt werden und bleiben. Zumindest der Sterbende muß mit einem unbarmherzigen Theater am Leben gehalten werden. Ich meine damit *nicht* unsere Apparatemedizin! Unsere Beziehungskrankheit treibt uns dazu. Es ist krankhaft, zu meinen, ein Sterbender spürt den nahen Tod nicht. Es ist krank-

haft, zu glauben, unser positivistisches Theater wäre glaubwürdig. Es ist krankhaft, zu lügen, wo endlich Ehrlichkeit – vielleicht das erste Mal – Platz greifen sollte. Es ist krankhaft, die Hoffnung nur auf körperliches Gesundsein zu konzentrieren. Es ist krankhaft, alles im Leben auf Sieg und Niederlage zu reduzieren und den Tod als Niederlage zu sehen.
Körperlicher Schmerz ist mit den Mitteln der heutigen Medizin sehr gut in den Griff zu bekommen. Wenn auch eine Schmerzfreiheit nicht immer und ausdauernd ermöglicht werden kann, so doch eine weitgehende *Schmerzkontrolle*, die ein *lebenswertes* und *menschenwürdiges* Sterben ermöglicht.

Der *psychische Schmerz* braucht vor allem menschliche Nähe und Zeit. Verwechseln wir das aber nicht mit „Händchenhalten"! Oft liegen sehr tiefe Wunden plötzlich offen. Und dieser Schmerz betrifft meist nicht nur den Patienten allein. Die *ganze Familie*, der Freundeskreis leiden hier mit, und nicht selten geht es um ganz massive Konfliktlösungsprozesse. Hier ist ein Laie überfordert. Es ist wichtig, die Grenzen der Helfer zu wissen. Die Helfer selbst müssen sich vor allem ihre Grenzen eingestehen und dürfen nicht zu „Kurpfuschern" werden. Vielleicht sogar nach dem Motto: „Die Zeit heilt – der Patient stirbt."
Die *Wahrheit am Krankenbett* – wer sagt sie endlich? Wer spricht das Wort „Sterben" endlich aus? Wie die Katzen um den heißen Brei rennen alle schon längst. Befunde werden verheimlicht. Jeder hat vor jedermanns Reaktion Angst. Jeder wird zusehends einsam. Es bleibt das Allwetter-Gespräch, leere Floskeln und das große

Schweigen. Unerträgliche Situationen.
Hier ist nicht nur Behutsamkeit angesagt, sondern auch Fachwissen und Können. Vor allem eine starke Persönlichkeit. Vergessen wir auch nicht, daß es einfach nicht möglich ist, daß ein Laie die Befunde erklärt, den Patienten, die Angehörigen wirklich aufklärt und auch die jetzt notwendigen Maßnahmen erläutert! Es wird wichtig sein, daß bei einem solchen Gespräch oder zumindest nachher genau *der* Mensch verfügbar ist, zu dem der Sterbende am meisten Vertrauen hat – wer immer das auch sein mag! Soll dieser Mensch nicht überfordert werden, wird es ratsam sein, daß er ebenfalls Rückendeckung bekommt. Überforderte Helfer können nicht helfen!
Zu diesem psychischen Schmerz gehören die bekannten „*Sterbephasen*", die Kübler-Ross schon vor Jahrzehnten ausführlich beschrieben hat: Zuerst will ich es *nicht wahr-haben*. Nein, ich nicht! Das ist ein Irrtum. Das ist einfach nicht wahr!...
Dann kommt ein *Verhandeln*. Wenn ich dies oder jenes tue, wird alles wieder gut! Nur noch die Kinder. Sie müssen erwachsen werden, bevor ich sterben kann! Meine Pension möchte ich noch erleben. Meinen Geburtstag, dieses Weihnachten noch...
Die *Rebellion* bricht aus. Nein! Ich kämpfe mit allen Mitteln. Ich lasse mich nicht unterkriegen! Am besten alles ignorieren und weitermachen. Arbeiten, Urlaub. Mit mir nicht!...
Erschöpfte *Resignation*. Es hat alles keinen Sinn mehr. Ich kann nicht mehr. Ich habe verloren. Ich gebe auf...
Das Sterben wird *angenommen*. Nicht in Resignation, sondern als Realität. Ich ordne meine Dinge, beginne

vielleicht mit dem einen oder anderen darüber zu sprechen. Die letzten Dinge bekommen Bedeutung. Diese Phasen treten nicht in Reih und Glied auf. Sie wechseln immer wieder. Sie kommen immer wieder neu und langsam, doch altbekannt. Je nachdem, wie lange mein Sterben auch dauert. Nicht jeder hat genug Zeit, bis zur Annahme zu kommen. *Der Tod findet sich in allen Phasen*. Er wartet nicht auf ein Willkommen.

Darin liegt auch die Dramatik dieses Lebensabschnittes. Nichts ist berechenbar. Das ist im Alltagsleben zwar auch oft so. Aber in der erlebten Sterbephase ist es so unsagbar schmerzlich bewußt.

In dieser Phasenbeobachtung fehlt mir persönlich ein sehr wichtiger Aspekt: *die Trauer!*

Es wird vergessen, daß der Kranke der erste ist, der trauert. Der Verlust meiner Gesundheit ist ein Trauerakt, der auch und vor allem Trauerarbeit fordert!

Weinen und Klagen müssen Platz bekommen. Sie sind wichtig. Auch hier gilt, was für Hinterbliebenentrauer gilt: nicht gelebte Trauer macht krank. Sterben – auch an einer tödlichen Krankheit – kann aber *heil* geschehen! Ich habe mich manchmal gefragt, was schwerer ist: die Trauer wirklich zum Ausbruch und Ausdruck zu bringen oder zu trösten. Das eine wie das andere fordert enorm viel *Einfühlungsvermögen* vom Begleiter. Vor allem aber *Ehrlichkeit!* Versuchen wir doch nicht dauernd, auf alle Fragen eine Antwort geben zu wollen. Ich darf, ja muß sogar zugeben können, daß ich sprachlos bin, daß ich auch nicht weiß, was ich sagen soll.

„*Ich bin da!*" Gottes Wort sollte uns Menschen in einer solchen Situation auch als Wort genügen können! Und es genügt! In aller Ehrlichkeit!

Weinen und Lachen liegen so eng beisammen. Nehmen wir im Angesicht des Todes die Masken ab. Gemeinsam. Was zum Vorschein kommt, ist ganz einfach der Mensch. Vielleicht haben wir deshalb davor Angst, weil wir uns an die Masken zu sehr gewöhnt haben!
Ich habe auch hier „nur" ein Gotteswort als Antwort: „*Fürchtet euch nicht!*"
Der *soziale Schmerz* liegt vor allem in der Einsamkeit. Das Einander-Verstehen wird so schwierig. Ich kann mich immer schwerer wirklich in den anderen versetzen. Ich muß damit *sterben* können. Und du mußt damit *weiterleben* können. In vielen kleinen Dingen und Begebenheiten beginnen sich die Wege langsam zu trennen. Loslassen tut weh. Es macht auch Angst. Es wird immer deutlicher, daß der Tod allein erlebt wird.
Auf dem Gipfel ist nur Platz für den einen. Die Seilschaft muß beim letzten Absatz zurückbleiben. Und sie kehrt zur Schutzhütte zurück – ohne den einen ...
Der soziale Schmerz betrifft den Sterbenden und seine *ganze* Mitwelt, sein *ganzes* soziales Umfeld. *Dieser Schmerz geht über den Tod hinaus.* Die Familie ist nicht mehr dieselbe. Dieser Freundeskreis ist ein anderer. Einer fehlt ...
Hier ist Begleitung ganz neu. Sie muß aber auf den Erfahrungen aufbauen. In Wochen, Monaten oder auch nur Tagen haben sich Menschen an diesem Sterbebett kennengelernt. *Hospiz ist ein gemeinsames Stück Weg.* Die Schutzhütte bleibt. Hier kann ich einkehren. Erinnerungen auffrischen, reden oder einfach schweigen, finde Menschen, die mit mir ins Tal absteigen. Der Weg ist nicht so fremd und bedrohlich. Vor allem aber ist er nicht einsam.

Hospizarbeit heißt auch Trauerbegleitung der Hinterbliebenen. Sozialarbeiter sind wichtig. Noch zu Lebzeiten des Sterbenden sind oft Behördenwege notwendig, Ansuchen, rechtliche Hilfen ... werden gebraucht. Aus welchen Gründen auch immer. Der ganze Papierkrieg nach einem Todesfall, Informationen, Wegweiser sind wichtig und helfen oft enorm. Fachkundige Helfer sind hier wirkliche Erleichterung. Sie geben Sicherheit wie eine stützende Hand am Steilhang.

Der *spirituelle Schmerz* passiert. Ob ein Mensch gläubig ist, woran immer er glaubt oder eben keinen religiösen Hintergrund hat, die große Frage nach dem Warum kommt sicher!
„Warum ich?!"
Der Weg zum *„Warum nicht ich?"* ist ein schwerer, manchmal auch ein sehr weiter. Die Frage nach dem Warum ist verständlich, legitim und ganz einfach zutiefst menschlich. Sie braucht Raum, darf aber nicht zum Gefängnis werden.
Sehr leicht werden an ihr Gitterstäbe montiert mit Schuldzuweisungen und Fixierungen. Die einzige Antwort auf dieses große Warum sagt Hiob: *„Ich bin zu gering, um es zu begreifen!"*
Hiob ist bis zu dieser Antwort einen weiten Weg gegangen. Vom Dulder zum Rebellen. Von der mühsamen Auseinandersetzung mit den Freunden bis zur Anklage gegen Gott an Gott.
Der eine findet in seinem Schmerz zum Glauben, der Gläubige lernt vielleicht endlich, daß er nicht nur rebellieren darf, sondern es auch soll. Einem Begleiter sei das Buch Hiob besonders ans Herz gelegt! Im unerträg-

lichen Verhalten der Freunde wird ein heilsamer Spiegel vorgehalten. Die Sorge um die Seele braucht keinen erhobenen Zeigefinger. *Zwei offene und leere Hände sind tragfähig.* Wenn es dunkel ist, sollte Rast gemacht werden. Ich kann das Morgenlicht nicht herbeizwingen. Ich muß es erwarten können. Ich kann eine Kerze anzünden. Die kleinste Flamme ist stärker als die Nacht. Aber sie gibt mir trotzdem nur einen ganz kleinen Teil meiner Umgebung frei. *Will ich bis zum Horizont sehen, muß ich auf die Sonne warten!*

Das Warum muß stehenbleiben können wie die Nacht. Auch wenn ich ganz genau wüßte, warum ich Krebs habe, ich wäre trotzdem krank. Wenn dieses Warum eine Antwort bekommen könnte, dann wäre diese Antwort eben nur ein Faktum. *Mehr nicht.* Hilfe bringt mir aber nur ein *aktiver Schritt.* Weitergehen auf meinem Weg ist not-wendig nach der Nacht.

„Was tu ich jetzt? Wie gehe ich mit meiner Situation um? Was mache ich daraus?“ Das sind die Fragen, die mich auffordern und herausfordern! Leiden ist die große Zumut-ung des Lebens – ich brauche meinen ganzen Mut dazu!

Schmerztherapie im Hospiz meint *immer* alle vier Ebenen und darin den ganzen Menschen mit seiner ganzen Mitwelt. Körperlicher Schmerz braucht vor allem medikamentöse und fachmännische Hilfe. Alle anderen Schmerzebenen brauchen menschliche Zuwendung und tragfähiges Mitgehen. Neben diesem Dasein ist es wichtig, daß *Freiraum* geschaffen wird.

Es erleichtert einfach, wenn Behördenwege abgenommen sind. Es tut wohl, wenn ich verstehen lerne, daß etwas so und nicht anders ist. Es gibt Sicherheit, wenn ich eine Reaktion zuordnen kann, mit der ich einfach nicht klarkomme...

Hospizarbeit kann nur funktionieren, wenn alle Ebenen wirklich tragfähig werden.
Es ist wichtig, daß Fachleute da sind. Speziell aus- und ständig weitergebildet! *Das Kernteam muß immer interdisziplinär sein.* Der Arzt kann nicht die Arbeit des Sozialarbeiters übernehmen, der Psychologe nicht die der Krankenschwester, der Seelsorger nicht Arzt sein. Trotzdem müssen alle miteinander und ineinandergreifend, informiert und fundiert arbeiten. Vielleicht ist es eben genau die Bedienerin, die dem Patienten am meisten hilft. Weil sie gerade zum rechten Zeitpunkt da ist und Lebenserfahrung ausstrahlt.
Das Kernteam muß auch ein hauptamtlich angestelltes sein! Ohne Menschen, die einen fixen Dienstplan haben und verfügbar sind, ist kein Hospiz möglich! Diese Anforderung stellt sich ganz klar an Geldgeber und die Planung! Kein Hospiz kann existieren ohne diesen Fixpunkt. Kein Hospiz kann aber auch existieren ohne ein Heer von freiwilligen und ehrenamtlichen Mitarbeitern, die ebenso aus- und weitergebildet werden müssen. Sie dürfen nicht allein gelassen werden in ihrer wichtigen Funktion. Supervision und Teamzugehörigkeit sind wesentlich. *Jede* Tätigkeit ist wichtig und hilfreich. Von der Gruppe, die Spenden organisiert (jedes Hospiz braucht neben öffentlichen Zuschüssen auch Spenden – und das ist zugleich bewußtseinsbildend!), über Babysitter bis zum jugendlichen Radfahrer, der schnell in die Apotheke fährt. Der Musikstudent, der mit seiner Geige

von Zimmer zu Zimmer geht und kleine Wunschkonzerte gibt. Der Lehrer, der abends Zeit hat, eine Geschichte vorzulesen. Der Schüler, der den Hund ins Krankenzimmer bringt oder den Kanarienkäfig ausmistet... Die Liste könnte unendlich fortgesetzt werden! *Sie alle sind wichtig!* Sie alle begleiten auf ihre ganz eigene Weise und zugleich gemeinsam diese Lebensphase. *Sie alle sind die Schmerztherapeuten im Hospiz!*

Die Schutzhütte ist kein Hotelbetrieb. Jeder packt mit an. Jeder gehört dazu und trägt zur Atmosphäre entscheidend bei!

Hospiz ist aber kein Tummelplatz für jedermann! Hospiz hat eine konkrete Zielsetzung. Im Mittelpunkt steht der sterbende Mensch mit seiner ganz eigenen Geschichte und seiner persönlichen Mitwelt.

Die Seilschaft ist auf dem Weg zum Gipfel nur dann so sicher wie möglich unterwegs, wenn die einzelnen Bergsteiger sich am Seil anbinden und miteinander füreinander verantwortlich sind. Jeder am Seil hat seinen bestimmten Platz und ist genau da wichtig!

Alle zusammen gehen die gleiche Route. Schritt für Schritt. Jeder in seinen *eigenen Schuhen*, aber alle in *gemeinsamen Fußstapfen*. Sicheres Bergsteigen muß gelernt werden. Wichtig ist es auch, daß wir wissen: *Nicht jeder, der gehen kann, kann Bergführer werden!* Aber es braucht auch jemanden, der kocht, abwäscht, Gitarre spielt, singt, Gläser spült...

Morphium kontra Zyankali

Ihr ganzer Blick war einfach nur Angst. Helga saß in meinem Seminar, und schon bei der Vorstellung brach es aus ihr heraus: Vor 12 Jahren hatte ich Brustkrebs, und jetzt – nach so langer Zeit – waren Knochenmetastasen aufgetreten.

„Es geht mir nicht gut!" sagte sie noch und weinte dann haltlos.

In einem langen Gespräch am Abend erzählte sie mir, daß ihr vor allem die Schmerzen in den Wirbeln so große Angst machen.

„Sie brechen mir langsam das Kreuz!"

„Bekommst du nichts gegen die Schmerzen?" fragte ich verwundert.

„Doch", sagte sie. „Im Krankenhaus war es auch schon ganz gut. Ich bekam Mundidol (= langzeitwirksames Morphin in Tablettenform), und das half sehr. Ich war wach am Tag und konnte in der Nacht durchschlafen. Nur mein Darm spielte verrückt. Ich hatte große Probleme mit der Verdauung."

„Hast du kein Abführmittel bekommen?"

„Nein. Zuerst nicht. Erst als es ganz schlimm wurde, hat der Arzt gemeint, es sei vom Morphium, da könne er schon helfen."

Wieder einmal fragte ich mich, warum nicht gleich? Jeder Medizinstudent müßte spätestens nach seiner Pharmakologieprüfung darüber Bescheid wissen. Ich sagte das aber gar nicht mehr laut. Spät, aber doch hatte Helga nun ja erfahren, daß sie zur Vermeidung von Verstopfungen etwas zusätzlich brauchte.

Sie erzählte aber so auffallend in der Vergangenheitsform, daß ich andere Fragen viel wichtiger fand:
„Und jetzt ist das nicht mehr so?"
„Nein. Mein Hausarzt meint, es wäre besser, das Morphium wieder abzubauen. Er hat es in den letzten paar Tagen auf ein Drittel reduziert. Die Schmerzen werden wieder so stark, und ich kann kaum noch schlafen. Ich habe Angst!"
„Hast du dem Arzt gesagt, daß es dir nicht gutgeht und daß du vor allem nicht recht schlafen kannst?" fragte ich.
Helga weinte: „Ja. Er meinte, das kommt vom Entzug, und es sei nur gut, von den Tabletten wegzugehen. Ich habe ihn gebeten, mir mehr zu verschreiben, wieder die Dosis vom Spital. Aber er tut es nicht!"
Ich erklärte ihr, daß sie völlig recht hätte und ganz klar erkannt hat, was nicht nur für sie wichtig sei, sondern daß sie auch instinktiv medizinisch richtig argumentierte. Ich konnte ihr nur fest ans Herz legen, sofort den Arzt zu wechseln, sollte ein nochmaliges Gespräch zu nichts führen.
Da Helgas Mann bei unserem Gespräch dabei war, bekam sie auch von ihm noch ordentlich den Rücken gestärkt. Ob es gelungen ist und wie es ihr heute geht, weiß ich nicht. Daß sie sich nicht gemeldet hat, nehme ich als Zeichen, daß sie mit eigener Kraft und mit der Hilfe ihrer Familie weitergekommen ist. Ich wünsche es ihr auf jeden Fall!
Helga ist kein Ausnahmefall! Ich höre solche Geschichten immer und immer wieder. Wo ich auch hinkomme. In St. Raphael erlebt das Hospizteam nicht selten den Verzweiflungskampf einer versäumten frühzeitigen

Schmerztherapie. Die körperlichen Schmerzen des Sterbenden haben längst ein Ausmaß erreicht, das bei aller Kunst fast nicht mehr unter Kontrolle zu bekommen ist. Ich könnte bei solchen Berichten schreien! Vor allem deshalb, weil hier ein Mensch *wider besseres Wissen* gequält und hingehalten wurde, eine unmenschliche Grausamkeit nur auf unterlassene Hilfeleistung und vorenthaltene Medikamente hin passiert!

Mit Zuhören und Ernstnehmen beginnt die Schmerztherapie auch im körperlichen Bereich. Ein Hinhalten und Aushaltenlassen oder Aushaltenwollen sind oft Zeichen von Angst: die Angst des Arztes; die Angst der Angehörigen; die Angst des Patienten. Immer noch gibt es Ärzte, die einen weiten Bogen um Morphine machen. Dieses Zuwarten heißt aber, eine gewaltige Schmerzspitze nur mehr mit einer gewaltigen Dosis – wenn überhaupt – in den Griff bekommen zu können. Dann ist der Sterbende wirklich niedergespritzt, nicht mehr Herr seiner Sinne. *Morphium ist das Mittel der Wahl bei Endstadium-Patienten*. Zur rechten Zeit niedrig dosiert gegeben, ermöglicht es dem Kranken schmerzfreie oder schmerzarme Lebenszeit bei klarem Verstand – wenn dieser nicht durch die Krankheit selbst eingeschränkt wird. Endlich beherrscht nicht mehr der Schmerz den Kranken, sondern der Patient beherrscht *zusammen* mit seinem Arzt den Schmerz. Eine riesige Angst wird gleichzeitig besiegt.

Oft sind es die Angehörigen oder Freunde, die eine Morphintherapie nicht zulassen wollen.

„Er wird ja nur süchtig darauf. Und vielleicht wird eh alles wieder gut! ... Wissen darf er es auf keinen Fall!“

Immer noch begegnen mir diese unbegreiflichen Muster: Morphium auf keinen Fall, denn dann hat er keine Chance mehr, und den Pfarrer holen wir, wenn er es nicht mitbekommt. Man darf ihm die „Hoffnung" nicht nehmen …
Wir müssen auch lernen, daß es eine *Hoffnung der kleinen Schritte* gibt.
„Man darf ihm nicht die Hoffnung nehmen!"
Ja, ist denn unsere einzige Hoffnung die körperliche Gesundheit? Wir leben heute mehr denn je in dem Wahn, daß wir jung, fit und leistungsfähig sein müssen. Nur dann hat das Leben einen Wert. *Arme, hoffnungsbetrogene Welt!*
„Ich komme dich heute besuchen! Ich habe Zeit! Ich bin da! …" Das sind kleine Hoffnungen, die der Seele helfen, gesund zu werden oder zu bleiben.
Immer noch wird der unsinnige Satz vom „gesunden Geist im gesunden Körper" krankhaft aufrechterhalten. Ich war körperlich noch nie so krank und seelisch und geistig noch nie so gesund! Heilung kann auch hier geschehen. *Mitten im Sterben!*

Die medizinisch verwendeten Morphiummengen sind sowohl in Österreich wie in Deutschland nur vergleichbar mit Entwicklungsländern und entsprechen *keinesfalls* den modernen und praxisfundierten Erkenntnissen einer zeitgemäßen Schmerzbekämpfung. *Wir müssen endlich von der irrigen Verwechslung von Suchtgift und Medikament wegkommen!* Auch auf der gesetzlichen Ebene! Die Furcht vor einer eventuellen Sucht bei einem Todkranken ist irrational. Die „Gefahr" einer Abhängigkeit ist längst nicht so groß, wie allgemein angenommen wird, weil Tumorpatienten in aller Regel nicht die psychischen Voraussetzungen für ein Suchtverhalten mitbringen. Sie erleben bei einer oralen *Dauertherapie* niemals den Übergang zwischen Normal- und Rauschzustand, der beim wirklich Süchtigen ausschlaggebend ist. Ein *frühzeitiges Einsteigen mit Morphium* läßt oft lange Zeit eine niedrig dosierte Medikamentengabe zu, die völlige Schmerzfreiheit bringt. *Nach den Vorgaben der WHO ist Morphium vor allem bei Krebspatienten das Mittel der Wahl und nicht der „letzte Ausweg". Morphium soll nach einem Zeitplan und nicht „nach Bedarf" verabreicht werden!* Damit wird verhindert, daß immer wieder Schmerzen aufflammen und immer wieder zum Abklingen gebracht werden müssen. Bei ausreichender Dosierung und regelmäßiger Anwendung ist die Suchtgefahr nicht gegeben und die Lebensqualität und auch die Lebenserwartung werden erhöht.

Je passiver und hilfloser ein Kranker sich fühlt, umso stärker ist auch sein subjektives Schmerzempfinden. Die *aktive* Beteiligung bei der Dosiseinstellung und das Gefühl der *Selbstkontrolle* – gerade bei der oralen Behandlung – unterstützen die Wirkung des Medikamentes. Es ist auch wichtig, daß sofort zusätzlich für die Verdauung etwas getan wird. Verstopfung ist die klassische Nebenwirkung von Morphium.

Ich erfahre immer wieder von Mitpatienten, daß sie (wie Helga) Tage und Wochen unter Verstopfungen zu leiden hatten, bis endlich doch ein Abführmittel gegeben wurde. Keine Erklärung, kein Hinweis und keine Vorsorge des Arztes bei der Verordnung von Morphium! Ich betrachte das als *echten Kunstfehler!*

Und dabei können, wenn der Patient es weiß, bereits

Sauerkraut oder andere ballastreiche Kost, Dörrpflaumen aus Großmutters Hausapotheke u. ä. schon viel verhindern.
Die Frage ist nicht: Wie lange lebt der Patient noch? Oder: Darf man schon Morphine geben? Die Frage ist vielmehr: *Braucht* der Kranke morphinhaltige Medikamente oder nicht? Ob er sie dann ein Jahr nimmt oder fünf, ist zweitrangig!
Eines ist sicher: *Wenn jemand von seinen oft furchtbaren Schmerzen befreit werden kann, lebt er auf alle Fälle länger als mit den Schmerzen.* Die wirksame Schmerztherapie gegen die körperlichen Schmerzen hebt unzweifelhaft die Lebensqualität und damit auch die wirkliche Lebensdauer.
Die unverantwortliche Zurückhaltung in der Morphiumbehandlung ist nicht allein ein medizinisch-antiquiertes, sondern auch und vor allem ein *gesellschaftliches Vorurteil.* Die Aufklärung steckt bei uns noch in den Kinderschuhen. Ich bin aber zuversichtlich, daß gerade mit dem Wachsen der Hospizbewegung ein dringend not-wendiger Aufklärungsprozeß einsetzt.
Es kommt vor allem auf uns Patienten an. Ob wir weiter als Opferlämmer zur „Schlachtbank" geführt werden wollen oder ob wir unseren Schrei laut genug hinausbrüllen! Ich sage das bewußt in diesen kraftvollen Worten! Unsere *Kraft* steht auf dem Spiel! Und wir brauchen sie für unser Leben – auch und vor allem in unserem Sterben!
Selbst Krebspatient im Terminalstadium, darf ich sagen: *Wer einem Sterbenskranken effiziente Schmerzmittel verweigert, begeht aktive Sterbehilfe!*
Es wird immer damit argumentiert, daß Morphine atem-

depressiv wirken und deshalb das Leben verkürzen. (Dies stimmt für die Überdosis. Bei therapeutischer Dosierung und eventueller Sauerstoffgabe besteht keine wesentliche Auswirkung.) Niemand spricht aber davon, wieviel Lebensenergie und Lebenswille einem Menschen genommen wird, der sich vor Schmerzen windet. Ganz abgesehen davon, daß er entwürdigt und einfach grausam behandelt wird!
Die Lebens*qualität* spielt die entscheidende Rolle! Auch und vor allem für meinen Lebenswillen und meine Menschenwürde! Wir brauchen weniger Behandlungszimmer und mehr Sprech-zimmer!

An dieser Stelle muß ich auch einiges zum Thema *Sterbehilfe* sagen. Ein Krankenpflegeschüler bat mich, Sterbehilfe nicht als *„Euthanasie“* zu bezeichnen. Dieses Wort sei so furchtbar vorbelastet. Sterbehilfe *ist* aber Euthanasie, und wenn dieser Weg weiterbeschritten wird, den einige selbsternannte „Humanisten“ stark propagieren, dann sind wir wieder bei den furchtbaren Auswirkungen dieser altbekannten Euthanasie.
Das Hauptargument der Sterbehelfer ist die Eigenentscheidung zum Tod. Und hier beginnt bereits die Lüge! Ein Mensch, der verzweifelt ist, weil er unerträgliche Schmerzen hat, will und kann nicht mehr. Dies ist ein Zustand, der nicht sein soll und auch nicht sein muß. Der Schmerz hat den Lebenswillen genommen, und nicht die Eigenentscheidung zum Tod wurde in Freiheit gewählt. *Dieser Kranke hat keine Wahl!* Nicht in seinem Zustand. Er stirbt nicht menschenwürdig an einer Kapsel Zyankali. Er geht *elendiglich* daran zugrunde. Wohlweislich wird nicht gesagt, wie grausam und langsam

dieses Sterben an dem Gift verlaufen kann! Es ist natürlich einfacher, ihm Gift zu geben, als ihn schmerztherapeutisch gut auf Schmerzmittel einzustellen. Es braucht auch keinen weiteren menschlichen Einsatz!
Ein anderes Argument ist, daß der Kranke nicht mehr Belastung sein will. Aber stimmt da nicht einfach an unseren menschlichen Beziehungen etwas nicht! Der Kranke will seine Umgebung nicht belasten. Er spürt, daß er *Last* ist. Das will er nicht. Den *anderen* zuliebe – oder einfach, weil er das nicht mehr aushält – will er Schluß machen. Ein Mensch, der ihn begleitet, der aushält und nicht lästige Pflicht darin sieht, gibt dem Kranken seine Würde zurück. *Du bist wichtig!* Auch in deiner Hinfälligkeit! Jeder deiner Lebenstage ist wert-voll und einmalig! Natürlich ist auch hier wieder menschliches Engagement not-wendig. Die Kapsel Zyankali wird sogar mit der Post zugestellt…
Die *Angst* spielt eine wesentliche Rolle. Angst vor Schmerz, vor dem Alleinsein, vor dem Ausgeliefertsein, vor der Hilflosigkeit. Die beste Medizin gegen Angst ist immer noch das gute Gespräch, Ehrlichkeit und Zuhören. Einsamkeit läßt Angst übermächtig werden, weil alle Gedanken, alle Sinne sich darauf fixieren: „*Ich habe Angst!*"
Oft sind wir sprachlos einem solchen Aufschrei gegenüber. Das ist unbequem und schwer. Aber die *Solidarität der Ohnmacht* ist ein realer und menschlich gangbarer Weg! Ungiftig und lebens-wichtig!
Wenn ein Mensch sagt: „Ich will nicht mehr!", wird er so oft einfach nicht gefragt: „Warum?"
Wenn ich sage, was mir alles fehlt, bleibt das übrig, was ich habe oder was ich bin. Ich bin es wert, mich zu ent-

decken, die Not und Zweifel aufzudecken. Dann muß keine Ver-zweiflung daraus werden.
Hugo hatte erfahren, daß seine Krebserkrankung keine Heilungschance mehr zulassen würde. Er sagte damals: „Bis zum bitteren Ende gehe ich nicht! Da mache ich vorher selber Schluß!"
Als er im Sterben lag, fragte ich ihn: „Kannst du dich noch an diesen Satz erinnern? Warum hast du nicht Schluß gemacht?"
Er schaute mich lächelnd an und meinte nur: „Das *bittere* Ende ist nie gekommen! Überhaupt war alles ganz anders, als ich es mir in meiner damaligen Angst gedacht hatte. Der Tag ist viel zu kostbar. Es könnte ja mein allerletzter sein. Ich will ihn erleben!"
Ich selbst habe auch Tage und Stunden erlebt, in denen ich nicht mehr wollte. Das Gefühl, todmüde zu sein, kroch mir in den Knochen hoch. Aber es waren Stunden, manchmal ein, zwei Tage. Dann war das Leben wieder wichtig. Wenn in einer solchen Zeit jemand kommt, der dieses Gefühl fest bestärkt und „Hilfe" zum Selbstmord bietet – wie schnell ist dann zugegriffen und die Einbahnstraße beschritten! Die Sterbe*phase* der Resignation ist das todsichere Feld für Sterbehelfer!
Allzuoft wird mir das Argument der aktiven Sterbehilfe von *Gesunden* vertreten. Die Perspektive des Kranken über seinen Lebenswert kann *nur* der Kranke selbst vertreten. Und dieser Blick ist ein ganz anderer! Ich hätte in meinen gesunden Tagen meinen Kopf verwettet, daß ich niemals ertragen könnte, was ich in diesen fünf Jahren meiner Krankheit ausgehalten und erlebt habe. Vor allem hätte ich mir niemals vorstellen können, wie lebenswert und intensiv mein Leben sein kann – trotz

Krankheit – oder gerade deshalb!
Sterbehilfe hat für mich nichts mit Menschlichkeit zu tun, sondern mit beinharter Problemlösung auf unmenschlicher Ebene! Der Kranke ist das Problem, das es zu lösen gilt. Er-lösung wird zur End-lösung mißbraucht! Menschlich ist das Mitgehen, das Dasein und Wichtignehmen eines Menschen in seiner ganzen Not! In menschlicher Begegnung und Begleitung, in einer Beziehung zueinander liegt der menschliche Akt.
Ich verstehe die Ängste, die vor allem unsere Apparatemedizin mit sich gebracht hat. Die Diskussionen darüber dürfen auch *nie* verstummen. In den unzähligen Gesprächen mit meinen Krankenpflegeschülern kommen wir immer wieder an den Punkt: abschalten oder nicht. Ich habe darauf auch keine Antwort. Wer könnte sie wirklich haben?
Ich bin an die Tafel gegangen und habe einen roten Knopf aufgezeichnet. Ein Schüler erzählte gerade mit viel Aufregung ein Erlebnis von der Intensivstation. Seiner Meinung nach sollte längst abgeschaltet werden. Ich forderte ihn auf: „Komm und schalte ab! Jetzt! Du hast die Entscheidungsmöglichkeit!“
„Nein, wieso, das muß der Arzt tun!“
„Schiebe die Verantwortung nicht weg! *Du* hast gesagt, *du* willst abschalten, also tu es!“ fuhr ich ihn scharf an.
„Nein. Das ist nicht meine Aufgabe!“ sagte er hilflos.
Wie leicht ist es doch, theoretisch etwas zu fordern! Die Entscheidung treffen muß aber praktisch ein anderer! *Und diese Entscheidungen sind unvorstellbar schwer.*
Ein anderes Mal konstruierten wir den hinlänglich bekannten Fall:
Ein Jugendlicher, eine zweifache Mutter und ein fünfzig-

jähriger Mann werden nach einem Unfall eingeliefert. Alle drei benötigen eine Intensivüberwachung und brauchen lebenserhaltende Apparate. Die Verletzungen haben alle ungefähr den gleichen Grad. Aber es sind nur zwei Intensivplätze frei.
„Ganz klar: die Mutter und der Jugendliche!“ kommt als Antwort.
Darauf fragte ich einen Schüler, von dem ich wußte, daß er eine sehr intensive Bindung an seinen Vater hatte: „Und wenn nun der Mann dein Vater ist?“
Ich bekam keine Antwort.

Ich frage mich, ob die Argumente der Sterbehilfe nicht auch so gelagert sind. Ich habe in meinen unzähligen Begegnungen mit schwerstkranken Mitpatienten erst drei erlebt, die im Laufe ihrer Krankheit den Gedanken an Selbstmord aussprachen. Bei allen dreien löste sich dieser Wunsch wieder auf. War es, daß die Realität die Befürchtungen ad absurdum führte, war es, daß mit Zeit und Geduld ein momentanes Tief überwunden werden mußte oder daß Schmerzmittel greifen konnten und es dem Kranken wieder besser ging.
Wichtig war bei allen das *Miteinander.* Du bist nicht allein! Diese Herausforderung stellt sich uns. *Und Zyankali ist kein Mittel der Menschlichkeit, sondern der Brutalität!*
Ich halte den Giftaposteln zwei leere Hände entgegen, die berührt sind und berühren, die Ohnmacht aushalten und bereit sind, zwischen Ich und Du zu be-greifen! Mehr habe ich nicht! Aber auch nicht weniger!
Der körperliche Schmerz kann heute weitgehend erfolgreich behandelt werden. Zumindest ist er auf ein erträgliches Maß reduzierbar. Dazu braucht es aber eine gedie-

gene schmerztherapeutische Ausbildung, die gezielt palliativmedizinisch ausgerichtet sein muß. Auch in der assistierenden Beobachtung und Betreuung ist *Fachwissen unumgänglich!*
Es kann nicht oft genug gesagt werden: Kein Hospiz – ob als ambulantes Team, als Tagesheim oder als Station – kann ohne die tragenden Säulen von hospizgeschulten Ärzten und Krankenschwestern/Pflegern arbeiten!
Hospizarzt sein ist kein „Nebenjob"! Die Mithilfe von praktischen und Fachärzten, von pensionierten Ärzten ist selbstverständlich willkommen, kann aber nicht die vollberufliche und hauptverantwortliche Stelle eines ausgebildeten Hospizarztes ersetzen – nur ergänzen!
Das gleiche gilt für Krankenschwestern und Pfleger. Ich betone das im Zusammenhang mit den Fachkräften deshalb so besonders, weil die klare und unmißverständliche Grundlage in diesem Punkt ausschlaggebend ist, ob ein Hospiz nach den Richtlinien eines wirklichen Hospizes entsteht und arbeitet.
Es finden sich immer wieder traumwandlerische „Wald- und-Wiesen-Projekte" zur Befriedigung einiger selbsternannter „Menschenfreunde", die plötzlich auch das Sterben entdeckt haben. Solche Experimente sind zum Scheitern verurteilt. Was aber viel schlimmer ist: Sie nennen sich „Hospiz" und sind es nicht, wollen es auch nicht wirklich werden. Auf der Strecke bleiben die Hospizpatienten mit ihren Schmerzen. Sie können nicht einfach auf „bessere Zeiten" warten! Sie sterben! ...
Horchen wir genau hin: „Ich will von meinem Leiden erlöst werden" heißt nicht „Ich will tot sein"! Fast immer meint aber ein „Ich will Schluß machen" ein „Ich halte meine Schmerzen nicht mehr aus"!

Das Kalbssuppensyndrom

Menschen mit einem *Helfersyndrom* kennen wir alle. Mancher von uns hat darunter auch zu leiden. Sei es, daß er bei jeder Gelegenheit überfahren wird von einem ständigen „Das überlaß nur ruhig mir!“, sei es, daß eine solche Aufdringlichkeit auch dazu verleitet, diesen „Helfer nach eigener Berufung“ schamlos auszunutzen. Das Drama einer solchen Beziehung sehe ich vor allem darin, daß es beiden Teilen meist nicht bewußt wird, wie sehr sie einander lebensunfähig machen. Eine eigene Arte von Sadomasochismus wächst da heran. Die Hilfsbedürftigkeit des einen wird zur Hilflosigkeit übersteigert, das Helfen des anderen oft bis zur Demütigung erniedrigt. Grausame Machtspiele verlangen nach Befriedigung. Schließlich sollte man doch zufrieden sein, wenn eh alles getan wird – wenn einer sosehr gebraucht wird.

Das Helfersyndrom kann natürlich seine volle Blüte erreichen, wenn der Mensch, der zum Opfer meiner Aufmerksamkeit geworden ist, ein geschwächter und sterbender Mensch ist. Der wehrt sich nicht mehr oder nicht nachdrücklich genug. *Für beide ist der Schaden groß*. Und mit dem Blick auf beide kann ich nur wieder und wieder mit Nachdruck sagen: Menschen, die zum Helfersyndrom neigen, haben in der Lebensbegleitung am Sterbebett keinen Platz! Ich weiß, daß das hart klingt. Aber es ist nun einmal die harte Realität, daß für derartige „Spiele“ dieser Platz der denkbar ungeeignete ist!

Wenn ich selber vor meinen eigenen Problemen ständig

auf der Flucht bin und deshalb dauernd Probleme anderer Menschen lösen will, anderes Leben zu gestalten versuche, dann bin ich nicht der Felsen, den es braucht, sondern eine Steinlawine, die mit Rat-schlägen erschlägt!
Zugleich quäle ich mich immer und immer wieder mit dem Loslassen. Je mehr ich mich unentbehrlich fühle, umso mehr binde ich mich auch.
Es ist für ein Hospizteam wichtig, besonders bei den freiwilligen Helfern eine *Auslese* zu treffen und Fähigkeiten und Persönlichkeit abzuwägen. Das heißt nicht, daß es nicht auch Tätigkeiten gibt, die ich Steinlawinenmenschen anvertrauen könnte. Aber am Sterbebett ist nicht ihr Platz!
Ich betone deshalb die freiwilligen Helfer sosehr in dieser Auswahl, weil das hauptamtliche Fachteam ohnedies ganz bestimmte Vorbildung haben muß. Eine Krankenschwester mit Helfersyndrom würde wohl kaum bis zum Diplom kommen. Sie könnte die permanente Belastung in den Ausbildungsjahren schon nicht durchstehen. Auch ein Arzt, ein Sozialarbeiter, ein Psychologe haben bereits einen weiten Berufsweg hinter sich – allein schon durch ihre Berufsausbildung. Die Erfahrung zeigt außerdem, daß diese Gruppe sich die wenigsten Illusionen im Hinblick auf die Hospizarbeit macht.
Was das Helfersyndrom so mühsam macht, ist die meist nicht vorhandene Einsicht des Betroffenen. Gerade er ist überzeugt: „Ohne mich geht es nicht!" Dann ist es hilfreich, eine Aufgabe zu finden, die auch wichtig ist, aber kein menschliches Drama vorbereitet. Einkaufen, Garten- und Blumenpflege, Teeküchenarbeit… tragen ganz wesentlich zur Atmosphäre eines Hauses, einer

Station bei und belasten keinen der Betroffenen über das Maß.
Solche Grenzziehungen sind von der Fundamentlegung eines Teams an wichtig und brauchen Entscheidungsfähigkeit. Geschieht das nicht, ist ein Scheitern vorprogrammiert. Die Auswirkungen sind furchtbar: Halbschuhtouristen spielen Bergführer, und die ganze Seilschaft stürzt ab. Welcher Geldgeber riskiert es in der Folge noch einmal, ein solches Unternehmen zu finanzieren oder zu unterstützen? Dies als kleiner Denkanstoß für all jene, die an den Aufbau eines Hospizteams denken!

Mit großer Verwunderung habe ich aber am Beginn meiner Erkrankung ein anderes – weit weniger bekanntes, aber umso gefährlicheres – Verhaltensmuster kennengelernt. Ich nenne es hier nicht ohne Grund das *Kalbssuppensyndrom*.
Jeder kennt wohl das Kraftmittel aus Großmutters Hausrezepten: die berühmt-berüchtigte – oder auch geliebte – Kalbsknochensuppe. Es ist mir bereits nach diesen wenigen Zeilen anzumerken: Ich mag sie nicht, diese Suppe!
Ich war aber nun einmal schwer krank, und als Kranker mußt du jetzt alles tun und kriegen, was „gesund" ist.
„Iß doch wenigstens die Suppe. Die tut dir so gut! Du brauchst das jetzt!"
Wenn ich diese Suppe aber nicht riechen kann, dann tut sie mir auch nicht gut!
Ich hatte eine Lebenserwartung von wenigen Wochen in Aussicht. Aber plötzlich war meine ganze Umgebung auf einem fast zwanghaften Gesundheitstrip. Jeder wußte auf einmal, was ich brauche, was mir guttut, was für

mich das Richtige ist... *Niemand fragte mich, was ich will, was ich wirklich brauche, wie ich mich wohlfühlen möchte!* Von einer Stunde auf die andere war ich entmündigt, mein Mund, mein Wort war nicht mehr gefragt.

Das Kalbssuppensyndrom hat einen ganz charakteristischen Satz, den wir alle aus unserer Pubertätszeit her kennen: *„Ich meine es nur gut! ... Ich will ja nur dein Bestes!"*

Jede Jugendgeneration hat sich dagegen aufgebäumt. Eh klar. Typisch – immer diese Jugend, immer die *heutige* Jugend...

Heute ist mir klar, daß diese Sätze *erbarmungslose Erpressung* sind! Wie soll ich als Kranker, der unweigerlich auch auf mehr oder weniger Hilfe angewiesen ist oder sein wird, dagegen etwas zur Wehr setzen? Ich muß froh sein, Hilfe zu bekommen. Ich darf mir doch niemanden verkraulen. Und außerdem, was soll ich denn schon sagen? *Sie meinen es ja alle so gut!*

Meine Hilflosigkeit wächst. Auch meine Sprachlosigkeit. Vor allem aber ein unfaßbares *Schuldgefühl.* Wenn Du nicht tust, was gesund ist – wir für dich als „gesund" ausgewählt haben –, dann bist du selber Schuld, dann willst du nicht gesund werden. Du mußt halt machen, was man dir sagt...

Der Druck allein wirkt schon krankmachend. Meine passive Rolle wird von außen abgesteckt. Ich habe mich zu fügen. Wo kämen wir sonst hin? Die Familie, die Freunde, vor allem aber hier die Ärzte und übrigen Fachleute übernehmen das Kommando. Ich muß meinen Kopf hinhalten für Untersuchungen und Be-handlungen. Ständig wird Hand an mich gelegt. Die *anderen* entscheiden, was *ich* aushalte, wieviel *mir* an Aufklärung über *meine* Krankheit, *meine* Therapie, *meine* Befunde ... zukommen darf. Ich werde vertröstet. Meine Fragen werden im Keim erstickt oder einfach überhört. Ich werde wie ein kleines Kind abgespeist mit einem „Wir werden schon sehen. Das ist jetzt nicht wichtig. Du mußt halt tun, was man dir sagt!" Oder das geflügelte Wort: „Du brauchst keine Angst haben. Das wird schon wieder!"

Wenn ich aber Angst habe! Verdammte Angst. Und ihr mir alle Angst macht mit eurem komischen Verhalten, mit diesem ganzen geheimnisvollen Gemurmel und Getue! Eure Sprache ist unverständlich. Eure Flucht unübersehbar! Trotzdem seid ihr alle überzeugt, daß ich das nicht spüre, nicht sehe, nicht mitbekomme! Ich werde zu Tode gepflegt. Ihr merkt gar nicht, daß ich noch lebe, daß ich Wünsche und Fragen habe, daß ich ernstgenommen werden will, daß ihr mir meine Würde, meine Eigenständigkeit und meine Persönlichkeit genommen habt! Und dabei behauptet ihr dann alle: „Es wurde das Menschenmögliche getan!" Ihr habt mich reduziert auf ein Häufchen Elend, mich ent-menscht, zu einem „Fall", einem „Objekt" gemacht, einem Suppenkaspar eben! Heute frage ich euch alle: Wie krank seid *ihr* eigentlich und merkt es gar nicht?

Immer wieder nach einer Radio- oder Fernsehsendung, nach einem meiner Vorträge kamen Berge von Post. Dieses und jenes Mittel, diese und jene Kur – unbedingt, dann bin ich gesund! Anrufe von wildfremden Menschen, die mit zum Teil aufdringlichstem Befehlston Ratschläge gaben. Wenn ich sagte: „Danke, es ist gut gemeint, ich weiß, aber ich mache, was mir für mich richtig erscheint!“, dann kam sofort mit eisigem Ton zurück: „Sie wollen ja gar nicht gesund werden!“

Ich werfe der *Schulmedizin* vor, daß sie mit ihrem überheblichen und oft so mechanisierten Umgang mit Patienten die Angst besonders bei Krebskranken fördert. Damit werden diese Kranken nicht selten in die Arme von Kurpfuschern und Geschäftemachern getrieben. Kein Geschäft ist so lukrativ, wie das mit der Angst. Sei es im Waffenhandel – oder eben bei uns Krebskranken. Ein Krieg wird auf jeden Fall auf unseren Schultern ausgetragen. Die Schulmedizin täte gut daran, rund um einen Tumor den Menschen nicht zu vergessen! *Ganzheitsmedizin* bezieht sich nicht nur auf eine interdisziplinäre Therapie, sie bezieht sich vor allem auf einen *ganzen* Menschen mit seiner *ganzen* Individualität! Das vermeintliche hohe Roß, auf dem immer noch manche sitzen wollen, entpuppte sich schon lange als Trojanisches Pferd. „Täuschen und tarnen“ steht einem Berufsstand, der auf Vertrauen basieren muß und soll, nicht an!
Gott sei Dank ist die Medizin eine Wissenschaft, der Grenzen gesetzt sind! So tragisch die auch meist empfunden werden. Ich hätte Angst, wenn diese letzten Grenzen tatsächlich fallen würden!
Der Urtraum des Menschen von ewiger Jugend und einer irdischen Unsterblichkeit ist doch in Wahrheit ein *Alptraum*. Schon deshalb ist es gut, daß es beim Träumen bleibt. *Unsere Grenzen weisen uns als Menschen aus*. Und Menschen zu sein ist Auftrag und Aufgabe genug!
Die Anklage gegen Gurus und Möchtegerngötter, gegen Illusionisten und Geschäftemacher brauche ich hier

nicht lange führen. Ihr mörderisches Geschäft spricht immer wieder gegen sie selber! Und für mich ist jeder, der sagt, allein diese Methode heilt jeden Krebs, ein solcher Verbrecher!

Gerade diese Krankheit ist so komplex, ist so vielfältig und nur teilweise geklärt in ihrer ganzen Ursächlichkeit, daß sie auch *nicht mit einem Mittel* bekämpft werden kann. Für mich als Patienten ist es wichtig, daß ich mich vertraut machen kann mit allen Therapieformen, aufgeklärt bin über Wirkung, Nebenwirkung und Auswirkung, daß *ich in Partnerschaft mit dem Therapieteam entscheiden kann und ich der unbestrittene Experte meiner Krankheit bin!* Das hat nichts mit medizinischem Wissen zu tun. Ich muß nicht als Patient Mediziner sein. Aber nur ich spüre, was in *meinem Körper* vor sich geht, nur ich erlebe die Auswirkungen wirklich und praktisch. *Meine Stimme ist deshalb die des Experten!*

Ich klage uns Patienten an. Wir lassen uns ent-mündigen. Wir löffeln die Suppe aus – und wenn sie uns hundertmal nicht schmeckt und auch nicht guttut. Wir schweigen. Wir geben uns pflegeleicht und kuschelweich. Und dabei ist uns kotzübel! Wir erfüllen Erwartungshaltungen wie ein folgsames Kind. In der vagen Hoffnung, daß der Weihnachtsmann kommt. Wir treten unsere Verantwortung ab. Der Doktor wird schon wissen ... Die Schwester hat gesagt ... Alle anderen meinen auch ...

Das Kalbssuppensyndrom ist uns eben *nicht* fremd. Aber wir denken auch meist nicht darüber nach, daß diese Verhaltensmuster eine sehr gefährliche und vor allem entwürdigende Beziehungsstruktur zeigen. Die vermeintliche Normalität eines „Das ist eben so!“ darf uns nicht darüber hinwegtäuschen. Ganz besonders hier kommt ein frühes Üben zum Tragen. *Wer nie rebelliert hat, wer seinen Standpunkt nicht zu vertreten geübt hat, der steht natürlich plötzlich hilflos da.* Gerade in einer Lebensphase, die ohnedies schon verunsichert und auch Angst macht, die wahrscheinlich eine der schwierigsten, wohl letztendlich auch die einsamste meines Lebens ist, gerade in dieser Phase soll ich das – vielleicht – erste Mal meine Person zum Ausdruck bringen. Tausend neue Eindrücke erschlagen mich fast, auf jeden Fall verbeulen und verwunden sie mich. Jetzt geht es wirklich darum: Lasse ich mich zusammendrücken zu dem kleinen Häufchen Elend oder stehe ich auf und strecke ich mich durch. Vor allem die Seele braucht den Aufstand, braucht das Durchatmen! Mehr denn je!

Die Heilung vom Kalbssuppensyndrom ist für alle Betroffenen lebensnot-wendig. Sie setzt *Ehrlichkeit* voraus. Von allen Seiten. Vor allem das Erkennen und schamlose Eingestehen meiner Grenzen. Wir glauben in unserem Leistungsdenken immer, wir müßten uns unserer Grenzen schämen. Und dabei sind sie unser Menschsein! Unser ganz individuelles So-Sein!

Es ist so einfach, daß wir mit unserer Kopflastigkeit viel zu kompliziert denken. Wir schauen immer rundherum, verstohlen und mißtrauisch. Was denken wohl die anderen? Das kann ich doch nicht sagen, nicht tun, der erwartet doch von mir… Aber wir fragen nicht, was eben dieser andere denkt, was der von mir wirklich erwartet. Nein, ich weiß doch schließlich, was ich zu tun habe! *Die Kalbssuppe steht schon auf dem Tisch!*

Die Palliativmedizin im Hospiz fordert die Fachkräfte, vor allem die medizinischen Gruppen heraus, mit den

Grenzsituationen zu leben. Die Ohnmacht im Sterben ehrlich mitzutragen. *Zwischen den Menschen in dieser Form der Lebensbegleitung stehen keine Maschinen mehr.* Mit zwei leeren Händen am Sterbebett stehen. Sich seiner Nacktheit nicht schämen. Wissen um die kleinen Hoffnungen und Wünsche. Wissen um die kleinen, gemeinsamen Schritte…
Das „*Leb' wohl!*" steht mitten drinnen. Im wahrsten Sinne des Wortes: Wohlbefinden des Sterbenden, sein Leben in diesem Wohlsein – und auch der Abschied eines Loslassens in diesem Gruß „Leb' wohl!".
Mir fällt dazu ein Satz von Ulrich Bach ein: „*Das, was wir können, und das, was wir nicht können, das alles gehört uns gemeinsam, und für uns gemeinsam wird es schon reichen!*"
Diese Worte gehören in den Rucksack – je früher desto besser!

Als Patientin bitte ich alle Begleiter:
Meint es nicht dauernd gut! Seid so gut und *fragt*, was der Kranke will! Fragt nicht irgendwen, sondern den, den es betrifft! „Ich will ja nur dein Bestes!" – „Das brauche ich selber! *Nimm es mir bitte nicht!*"

Das Dorffest

Wir fuhren in die Dämmerung. Hügelland. Ich sollte am Abend einen Vortrag halten in einer kleinen Stadt. Mein Fahrer erzählte mir voll Stolz von seinem Urgroßvater. Nächste Woche gäbe es ein großes Dorffest. Der Uropa hätte seinen einhundertsten Geburtstag. Und die Musikkapelle, die Feuerwehr, die Dorfschule, sogar der Landeshauptmann… er schwelgte. Ich hörte ihm belustigt zu.
„Du wirst ihn ja kennenlernen. Wir essen noch bei uns und fahren dann in die Stadt. Haben genug Zeit!"
Die Stube war warm und gemütlich. Holztäfelung. In einem Lehnstuhl saß der legendäre Alte. Aber er wirkte griesgrämig und knurrte nur einen kurzen Gruß.
Ich setzte mich zu ihm und fragte ihn, ob das Wetter denn umschlagen würde. Wenn es in den Knochen nach Schnee riecht, ist man leicht schlecht aufgelegt.
Er schaute mich verwundert an.
„Nein! Keine Rede vom Schnee. Wenn's nur der wäre! Ist schlimmer, viel schlimmer!" Und dann war es wieder still.
Ich hielt seinem klaren Blick stand.
„Was ist denn?" fragte ich.
„Ach was!" stieß er zornig hervor. „Seit über fünfundsiebzig Jahren gehe ich alle Wochen ins Gasthaus hinüber. Und jetzt lassen sie mich nicht mehr!"
„Aber, Opa…", warf der Urenkel ein.
Ich winkte seine Frage ab und fiel ihm ins Wort: „Warum denn?" fragte ich den Alten.
„Auf einmal haben sie Angst um mich! Mir könnte was

passieren. Vielleicht auf der Straße. Und dann kommen sie um ihr Dorffest!“ Er zog die Mundwinkel herunter und war einfach beleidigt.
Ich schaute den Urenkel verständnislos an: „Der Opa regt sich noch so auf, daß er einen Schlaganfall bekommt. Die Angst habt ihr wohl nicht? Ich verstehe euch wirklich nicht!“ Der letzte Satz kam ganz tief aus dem Bauch.
Ich nahm den Großvater am Arm und sagte: „Komm, Opa, wir gehen!“
Er schaute mich groß an.
„Wohin?“
„Ins Gasthaus!“
Sofort faßte er mich fest am Arm, stand auf, hängte sich unter. „Madel, du bist richtig!“ lachte er, und wir gingen ins Dorfwirtshaus hinüber. Wir aßen dort gemeinsam am Stammtisch.
Ich kam etwas zu spät zu meinem Vortrag. Aber was machte das schon! Ich hatte einen hundertjährigen Freund! Es war ein unbeschreibliches Gefühl!
Ich erzählte im Vortrag, wie man einen Topf mit Kalbssuppe vom Herd nehmen kann. Um sie dann *nicht* zu essen!
Mein Fahrer war ein ausgezeichneter Schüler!

Mehr als die Jugend kennt wohl das Alter die Auswirkungen des Kalbssuppensyndroms. Hier wächst es sich nicht selten bis zur totalen Entwurzelung aus. Ich frage mich bei so manchem Seniorenheim, ob der Architekt und vor allem die Hausleitung eigentlich wissen, daß es um ein Haus für alte Menschen geht. Die Ledercouch in der Halle schaut toll aus, aber kein achtzigjähriger

Mensch kann sich da hinsetzen, geschweige denn aufstehen. Das Essen ist sehr oft entweder babybreimäßig oder für Gebißträger nicht zu beißen. Unlängst las ich auf einem solchen Speiseplan: „Pfefferonisuppe".
Und wie steht es mit den Alten, die nicht mehr aufstehen können oder sich schwertun damit?
Beginnt ihr Sterben mit dem Verlassen von vertrauter Umgebung? Im Heim ist kein Platz für den alten, treuen Dackel, ja nicht einmal für den Kanari, nicht für die liebgewesene Kommode, das eigene Bett...
Dem Achtzigjährigen wird seine Pfeife verboten, das Glas Wein zum Essen darf die Siebzigjährige auch nicht mehr haben. Das ist nicht gesund!
Ich kann solche Unsinnsaktionen heute nur allzugut nachvollziehen! Die Devise heißt ganz einfach: „*Gesund sterben!*"
Die Auswirkung ist dabei eigentlich nicht zu übersehen: Die Lebensfreude wird genommen. Damit auch Lebenskraft und jede Motivation. Und das führt auch zielsicher zum Tod!
Die Altenbetreuung kann vom Hospiz lernen. Sie profitiert aus der Lebensbegleitung ganz sicher. Zugleich können vor allem wir Schwerkranke von den Alten lernen. Mein Freund, der Urgroßvater, war eine wichtige Begegnung für mich.
Hier ist es aber wichtig, an die Grenzen des Hospizes und seine spezielle Ausrichtung zu erinnern. *Nicht aus der Altenbetreuung kann ein Hospiz hervorgehen, aber ein Hospiz kann und soll sich unter anderem auch mit der Altenbetreuung verknüpfen!* Alte Menschen können zu Hospizpatienten werden in ihrer letzten Lebensphase, aber Hospizpatienten sind meist nicht alte Menschen!

Wir vergessen sehr gerne, daß Krankheit und Tod kein Alter kennen. Weil Kinder, Jugendliche, Erwachsene jeden Alters und alte Menschen leidend und sterbend sind, darf das Pferd nicht vom falschen Ende aufgezäumt werden! *Die Palliativmedizin und ihre Schmerztherapie sind die Grundlagen und auch die vernünftigen und unmißverständlichen Eingrenzungen einer Hospizkapazität!*
Ich war nicht wenig erstaunt, als man mich bat, in einer Altenbetreuerschule über Sterbebegleitung zu sprechen und mit den Schülern einen Tag zu verbringen. Sterbebegleitung ist kein eigenes Unterrichtsfach an solchen Schulen! Ich hoffe, daß es stimmt, wenn ich sage: „*Noch nicht!*"
Vielleicht müssen wir deshalb mit solcher Sorgfalt, ja Akribie unsere riesigen Friedhöfe pflegen und sosehr auf Pietät bedacht sein. Einem Toten werden schnell die Augen geschlossen. Er wird zugedeckt. Meist auch gleich weggebracht.
Ertragen wir das Angesicht des Todes nicht? Weil es uns an das Sterben vorher erinnert, dem wir soviel schuldig geblieben sind?
Ich weiß darauf auch keine Antwort. Es macht mich nur sehr traurig. Traurig, aber *nicht* hoffnungslos! Ganz im Gegenteil: Gerade weil wir mit einem derartigen menschlichen Defizit zunehmend zu kämpfen haben, kann und wird sich auch etwas verändern.
Ich erinnere mich noch gut an eine Zeit, in der in einem Kreißsaal vor lauter Technik das Kind fast nicht mehr gefunden werden konnte. Alles sah danach aus,als wäre eine Geburt eine schlimme Krankheit. Es wurde unerträglich. Der Ruf nach „sanfter Geburt", nach den Vätern, nach einem Rooming-in für Mutter und Kind wur-

de immer lauter. Geburtshäuser entstanden, Spitäler übernahmen die Erfahrungen ... Ich glaube, auch für das Lebensende kann und wird ähnliches geschehen.
Für mich ist der Tod eine Geburt. Diese „*Geburtshilfe*" schreit auch nach Sanftheit, nach Rooming-in, nach vertrauten und lieben Menschen, nach Wärme und Streicheleinheiten.
Isolde, der dieses Buch gewidmet ist, starb im Jänner 1993. Sie war gerade 30 Jahre alt. Zwei Wochen vor ihrem Tod haben wir Freunde zusammen mit der ganzen Familie und ihr selbst Abschied gefeiert. Jeder von uns hat das Krankenöl genommen und sie gesalbt. Wir haben Eucharistie gefeiert, Isolde las „Die Spuren im Sand", wir haben gesungen, geweint und gelacht, einander gesegnet und umarmt. Wir haben Abschied genommen und zugleich einander willkommen geheißen. Ich erlebte es in ganz besonderer Weise. Erst an diesem Tag lernte ich Isoldes ganze Familie kennen und hatte sofort das Gefühl von tiefer Vertrautheit. Mir war an diesem Nachmittag auch vollkommen klar, daß ich sie nicht wiedersehen werde. Der Weg von Wien nach Innsbruck ist weit für einen Krankenbesuch. Aber er war nicht zu weit für ein „Leb' wohl!"
Die herzliche Verbundenheit zu den Eltern ist das große Geschenk dieses Tages: Und dieses Fest geht weiter mitten in der Trauer. Zusammen mit dem Hausarzt, Krankenschwestern, der Familie und den Freunden war es möglich, daß Isolde in der elterlichen Wohnung sterben konnte. Sie schloß die Augen in dem Bett, in dem sie auch auf die Welt gekommen war. Und ihr Leichnam blieb noch drei Tage zu Hause. In der traurigen Stimme des Vaters lag ein Hauch von Freude und sehr tiefem

Frieden, als er mich anrief, um von den letzten Stunden zu erzählen.
„Ich habe erlebt, was Hospiz sein sollte, was es heißen kann! Wir müssen eines aufbauen!“ Dann setzte er nach: „Es geht uns gut!“
Wir hatten auf den Liederzetteln zum Abschiedsfest ein Gedicht von mir abgedruckt, das mit den Worten endet:
„Der Tod ist treu
und das Sterben
besser als sein Ruf.“

Die Abschiedsnacht

Egon saß am Krankenhausgang. Die Nachtbeleuchtung ließ alles sanfter und weicher erscheinen. Es war ruhig auf der Station.
Der junge Mann beugte sich immer wieder vor. Er nahm sein rechtes Knie in beide Hände und hielt es fest. Die Schmerzen waren offensichtlich groß.
Aber Egon wollte nichts nehmen. Nein, nicht heute!
„Morgen wird das Bein amputiert. Ich möchte es noch einmal spüren! Die letzte Nacht...!“ Egon weinte lange.
Irgendwann humpelte er wieder ins Bett. Er wollte nicht reden. Er wollte sein rechtes Bein spüren.

Klara war in meinem Alter.
Sie ahnte es schon vor Wochen. Der Knoten in ihrer Brust. Es war Krebs. Sie hoffte. Vielleicht noch nicht zu weit fortgeschritten. Die Hoffnung zerplatzte wie eine Seifenblase. Die Brust mußte amputiert werden.
Angst und Trauer.
„Ich werde wohl etwas zum Schlafen bekommen, heute“, meinte sie leise. Mir kam Egon in den Sinn.
„Willst du denn schlafen?“ fragte ich sie.
„Was sonst?“ In ihrer Stimme lag unsichere Neugierde.
„Wenn du willst, bleibe ich bei dir. Du kannst auch Abschied nehmen von deiner Brust...“
„Bleibst du da?“ fiel sie mir ins Wort.
„Ja!“ sagte ich nur.
Klara nahm kein Schlafmittel.
Sie erzählte mir von ihrer ersten Liebe. Wir erinnerten uns, wie wir den ersten Büstenhalter bekommen hatten.

Teenagers Taschentuchbusen.
Klara erzählte mir von der Stillzeit bei den Kindern. Wir weinten und lachten, redeten und schwiegen. Irgendwann in dieser Nacht wollte sie, daß Herbert da wäre.
Ich ging hinaus und rief ihren Mann an. Er kam.
Ich erzählte ihm kurz, wie es Klara jetzt ging. Dann bat ich die Nachtschwester um Vaseline, legte Herbert den Tiegel in die Hand und sagte einfach: „Nehmt Abschied von der Brust. Ich bin da, wenn ihr mich braucht."
Klara hielt nur schweigend meine Hand, ganz kurz. Dann wurde sie zur Operation gebracht.
Herbert und ich gingen hinaus. Wir setzten uns in ein nahes Kaffeehaus und frühstückten. Er erzählte mir ruhig, was geschehen war.
„Wir haben Klaras Brust lange mit der Salbe eingeschmiert und gemeinsam gestreichelt. Es war so schwer. Immer wieder habe ich den Knoten gespürt. Wir sind oft zusammengezuckt und haben viel geweint. Es war auch schön. Ich hatte einfach keine Worte mehr." Er weinte.
„Ich liebe Klara so sehr!" flüsterte er nach einer Weile.
Wochen später pflegte Herbert Klaras riesige Narbe mit Ringelblumensalbe. Beide lernten, miteinander zu schweigen und zu reden. Diese Nacht des Abschieds war der Anfang.
Mich berührt seither, daß Klaras Mann immer sagt: „*Wir* haben jetzt die Bestrahlungen recht gut überstanden. *Wir* mußten zur Kontrolle..."

Egon ist an seinem Krebs gestorben. Ich weiß nicht, wie seine letzte Zeit gewesen ist. Aber er hat mir gezeigt, wie ein Rucksack gepackt werden kann. Griffbereit, was ich dringend brauche...

Die Telefonkette

Im momentanen Schock einer schwerwiegenden Diagnose reduziert sich die Welt auf mich. In der Frage „Warum ich?“ steckt das sehr deutlich drin. Besonders bei Menschen, die alleinstehend sind, ist die Gefahr der Abkapselung groß.
Ich lebe in Wien. Diese Stadt mit ihrem seltsam morbiden Charme ist bekannt für ihre einsamen alten Leute. Hier spielt ein ähnlicher Mechanismus mit. Ich kann schwer beurteilen, was alte Menschen ins Schneckenhaus treibt. Ich kann aber nachvollziehen, was Mitpatienten dazu bewegt. Oft ist es einfach Sprachlosigkeit, Angst vor Mitleid. Ich werde nicht mehr für voll genommen. Ich habe meinen Beruf verloren, bin nicht mehr leistungsfähig. Angst der anderen vor mir. Rückzug auf beiden Seiten. Schamgefühl.
Der soziale Schmerz kann zum sozialen Sterben führen. Bei Aids-Patienten in einem ganz brutalen und unmenschlichen Ausmaß. Aber auch Krebskranke sind davon stark betroffen. Ganz besonders, wenn eine unheilbare Prognose im Raum steht.
Für alle gilt aber ein wesentlicher Schritt: *Ich darf nicht darauf warten, daß die Welt zu mir kommt. Ich muß meine Tür aufmachen und mir ein Stück Welt zurückholen!* Das Telefon hat nicht nur einen Hörer zum Abnehmen, es hat auch eine Wählscheibe oder eine Tastatur. Ich kann auch jemanden anrufen!
Diese Idee hat das *Franziskus-Hospiz Hochdahl* bei Düsseldorf aufgegriffen. Für die alleinstehenden Patienten wurde eine sogenannte „*Telefonkette*“ errichtet. Sechs

bis sieben Kranke sind pro Kette zusammengeführt. Es wird vom Hospiz dabei berücksichtigt, daß die Mitglieder gemeinsame Interessen oder andere Anhaltspunkte haben, die den Kontakt erleichtern. Sie sollten sich verstehen und zueinander passen.
Von einer *Telefonzentrale* aus werden Hospizhelfer informiert und koordiniert. Jede Telefonkette hat einen „*Kettenkapitän*", der die Zentrale verständigt, was gebraucht wird.
Jeden Vormittag rufen sich die Mitglieder der Kette untereinander an, erzählen, wie es ihnen geht, fragen, was jeder braucht. Eins ruft Zwei. Zwei schreibt auf, was Eins braucht, und ruft Drei. Er berichtet von Eins, gibt seine Wünsche auch durch. Drei ruft Vier, gibt alles weiter. So bis zur Sechs. Dann wird der Kettenkapitän verständigt, der alles an die Zentrale weiterleitet. Die Helfer sind dann über Einkaufswünsche usw. informiert und können gleich mitbringen, was gebraucht wird.
Das mag auf den ersten Blick kompliziert ausschauen. Warum rufen nicht alle einfach bei der Zentrale an?
Darin liegt aber gerade das Tolle dieser Einrichtung: *Die Kranken sind nicht allein.* Sie erfahren, daß es auch anderen ähnlich oder gleich geht wie ihnen. Sie übernehmen eine wichtige Funktion. Sie tragen *Verantwortung* für die anderen Kettenmitglieder mit. *Auch wenn ich bettlägerig bin, kann ich eine wichtige Aufgabe erfüllen.*
Wenn der Vormittag mit seinem Rundruf um ist, bleibt am Nachmittag das eine oder andere Plauderstündchen am Telefon.
Ich muß auch lernen, daß ich nicht immer nur auf meine Geschichte schalten kann. Am Vormittag ist sachliche Information wichtig. Ich muß *Rücksicht* nehmen,

die Kettenaufgabe muß zuerst die Runde machen. Ich bin dafür mitverantwortlich. Zugleich gibt es eine gewisse *Sicherheit*. Wenn es mir nicht gutgeht, kann ich bitten, daß mich meine Partner öfter anrufen. Sollte ich mich nicht melden, wird sofort die Zentrale mit Hilfe eingeschaltet.

Auf diese Weise konnte die Düsseldorfer Gemeinde schon Patienten mit labilen Zuckerwerten oder Herzanfall retten.

Natürlich hat auch jedes Mitglied die Nummer des Kettenkapitäns und der Zentrale. Ist da im Notfall besetzt, ist die andere Nummer wichtig. Einmal im Monat versucht das Team, die Kettenmitglieder wirklich zusammenzubringen an einem Nachmittag. Damit die Stimme auch ein Gesicht bekommt.

Dieses Modell ist nicht nur für ein ambulantes Hospiz nachahmenswert. Es wäre auch eine gute Idee in der Altenbetreuung, für Selbsthilfegruppen...

Menschen, die zu Hause sind – aus welchen Gründen auch immer –, können hier wertvolle freiwillige Helfer werden als Kettenkapitäne.

Besonders in der Aids-Hilfe kann dieses Modell sehr helfen, Ängste und Nöte abzubauen.

Eine Telefonkette besteht aus
sieben Mitgliedern und der Zentrale:

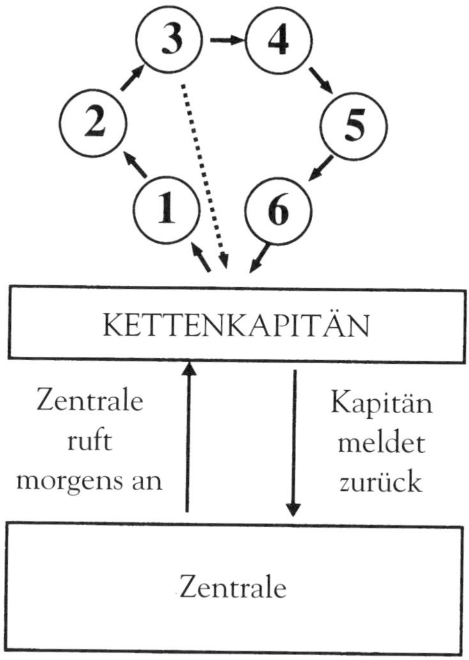

Notfälle, Anfragen und Wünsche werden an den
Hausbetreuungsdienst weitergeleitet.

Das Lieblingsessen

Berta war Mitte Fünfzig. Mutter und Hausfrau. Knochenmetastasen nach Brustkrebs.
Sie wurde an meinem letzten Tag im Hospiz St. Raphael meine Bettnachbarin.
Beim Aufnahmegespräch fragte die Hospizschwester die Patientin, ob sie wisse, daß auf dieser Station sterbende Menschen liegen, und wie es Berta mit dem Wort „sterben" gehe. Ob sie Angst hätte. Ob sie ihre Befunde kenne, ihre Röntgenbilder jemals gesehen hätte. Ob sie mehr über ihre Krankheit wissen wolle oder ihr alles klar sei … Berta antwortete ohne Zögern, kein Zittern in ihrer Stimme.
Die erste Frage, die ihr Probleme machte, war die Frage: „Was essen Sie denn am liebsten?"
Berta lachte etwas unsicher. Dachte nach.
„Ja, was soll ich da sagen? Mein Mann mag Schnitzel gern, meine Tochter Marillenknödel – ich – ich esse eigentlich alles!"
Die Schwester versuchte es noch einmal: „Wenn Ihnen nicht gut ist und Sie sollten aber etwas essen wegen der Tabletten. Was wäre denn verlockend für Sie?"
„Ich bin nicht wählerisch!" Bertas Stimme hatte einen Hauch von Stolz abbekommen. Dann plötzlich setzte sie noch einmal nach: „Ich esse alles!"
Die Schwester gab nicht auf. Sie versuchte es von der anderen Seite: „Was mögen Sie überhaupt nicht?"
„Im Moment vertrage ich Kaffee nicht besonders. Jetzt trinke ich halt Tee. Das macht ja nichts. Aber sonst bin ich wirklich nicht wählerisch!"

Da war nichts zu wollen.
Berta wußte es ganz einfach nicht. Sie hatte wahrscheinlich noch nie darüber nachgedacht. Wahrscheinlich war sie auch nie gefragt worden, was sie denn am liebsten hätte. Ich glaube, es ist auch sehr bezeichnend, daß sie sofort wußte, was alle anderen Familienmitglieder gerne mochten. Die Reihe hätte sie sicher bis zu Onkeln und Tanten fortsetzen können. Aber sie selber – das war doch nicht wichtig!
Mich hat dieses Gespräch sehr betroffen gemacht.
Berta fragte mich anschließend, wie das denn so sei auf der Station. Sie konnte den Worten der Schwester offensichtlich nicht glauben. Nach all ihren Spitalsaufenthalten war das für sie nicht vorstellbar: kein Wecken am Morgen. Wenn ich wach werde, melde ich mich. Morgentoilette, Frühstück... ich durfte sagen, wann. Wollte ich meine Temperatur messen oder glaubte ich, Fieber zu haben, dann sagte ich es. Wollte ich meinen Blutdruck gemessen haben, dann sagte ich es. Wenn ich mit dem Arzt sprechen will, sage ich es. Keine Visite. Ein Arztbesuch. Oder auch mehrere...
Ich, die Patientin, darf sagen, wann ich was gerne hätte. Ich bin gefragt.
Berta war sichtlich durcheinander. Sie konnte sich das alles nicht recht vorstellen. Sie war doch nicht wichtig! Sie war eine pflegeleichte Patientin geworden nach allen Erfahrungen.
Als sie nach mehreren Stunden immer wieder liebenswürdige und fürsorgliche Betreuung erlebt hatte, fragte sie mich: „Wo kann man denen ein Trinkgeld geben? Die sind so wahnsinnig nett!"
Wir unterhielten uns lange darüber. Ich versuchte, ihr

Hospizarbeit und -motivation zu erklären. Das alles erschien ihr wie ein Traum.

Erst jetzt merkte ich wirklich, welches Geschenk es war, lange üben zu dürfen. Ich hatte in meinem Sterben soviel lernen können. Meine Bedürfnisse und Wünsche suchen und finden, sie aussprechen, ihnen nachfühlen, korrigieren, da, wo ich mich selbst getäuscht hatte. Die Augen nach innen und außen aufmachen. Vor allem aber die vielen Gespräche. Zuhören, wie es den Freunden mit mir geht. Wie es ihnen allen vor allem selber geht. *Das Sterben Platz greifen lassen.* Über Ängste und Freuden sprechen. Worte finden. Sprachlosigkeit überwinden. *Mit-teilen* in dieser lebendigen Lebensphase.
Erst wenige Tage zuvor war ich kaum in der Lage gewesen, mich zu artikulieren. Immer wieder wurde ich bewußtlos. Aber meine Freunde wußten, was mir wichtig war. Es gab keine offenen Fragen. Es brauchte keine langen Erklärungen und auch kein Rätselraten, was nun wesentlich sei.
Trotz der unerwartet akuten Situation brach keine Panik aus. Der Tod war im Zimmer und wurde nicht mehr vertrieben. Das Abschiednehmen hatte Raum. Und damit einen unbeschreiblichen Frieden.
Ich lebe immer noch. Oft stelle ich es seither nur verwundert fest, daß es tatsächlich so ist. Seit dieser Todesnähe lebe ich noch ein Stück bewußter zwischen Bruder Tod und Schwester Leben. Jeder Tag ist ein noch größeres Geschenk geworden als in den Jahren davor. Die Hospizbewegung war mir seit meiner Erkrankung zusehends wichtig geworden. Seit meinen Tagen in der Hospizstation aber meine Berufung! Ich verwende die-

ses große Wort hier ganz bewußt und mit allem Gewicht. Begegnungen wie jene mit Berta bestärken mich darin, daß Hospize dringend not-wendig und wichtig sind!
Vor allem aber, daß Hospiz nicht erst in der Schutzhütte beginnen kann und soll.

Bertas Geschichte ist dafür ein erschütterndes Beispiel. Eines Tages kam es bei Berta zu einer Spontanfraktur des Schenkelhalses. Der Oberschenkelknochen brach einfach, als sie aufstehen wollte. Der Krebs hatte ihre Knochen bereits schwer geschädigt. Das Bein wurde ruhiggestellt, und der Hospizarzt erklärte ihr, daß er ihr die Schmerzen nehmen kann. Der Knochen würde nicht mehr zusammenwachsen können. Aber es sei möglich, daß die nächste Zeit ohne Schmerzen und im Liegen trotzdem eine gute Zeit werden kann. Berta ging es recht gut nach diesem Gespräch.
Aber dann kam die Familie. Sie meinten es natürlich alle gut. Die Vorstellung, daß ein gebrochener Schenkelhals nicht genagelt wird, machte allen angst. Trotz klärender Gespräche war der Fluchtversuch nicht mehr zu verhindern. Es durfte einfach nicht sein. Nein, und vielleicht geht es ja noch lange gut, und wir müssen einfach etwas tun, das darf nicht sein!
Berta hörte auf ihre Familie. Sie tat, was die anderen meinten, was alle erwarteten. Sie durfte nicht „aufgeben", sie mußte kämpfen. Ihr „Lieblingsessen" wurde wieder nicht gekocht. Es gab Kalbssuppe!
Berta wurde in ein anderes Spital verlegt. Der Transport allein war eine Qual. Dort wurde der gebrochene Knochen genagelt. Und weil der andere Schenkelhals auch

kurz vor dem Brechen war, nagelte man diesen gleich vorsorgend mit! Berta ging es sehr schlecht. Drei Tage vor ihrem Tod wurde sie wieder auf den Weg geschickt und kam zurück ins Hospiz.

Diese drei Tage reichten kaum noch, daß sie Ruhe finden konnte. Die Zeit der Gespräche und des einfachen Miteinanderseins waren zwischen den Transporten verlorengegangen…

„Ich bin doch nicht so wichtig!" hatte sie mir an jenem Nachmittag gesagt. Sie hatte nicht mehr genug Zeit, zu erfahren, wie wichtig sie selbst für *ihr* Leben gewesen war!

Das Sterben braucht Raum. *Die Raumgestaltung steht dem Sterbenden zu!* Alle Menschen rund um ihn – egal ob Familie, Freunde, Ärzte, Schwestern, Pfleger, Begleiter – sind „nur" *Raumpfleger* dieser Lebensphase.

Eigentlich wäre das das Geheimnis eines guten Miteinander im ganzen Leben. Eltern, Lehrer, Partner, Freunde… sind Raumpfleger in meinem Lebensraum, den ich gestalte und lebe. Ich bin Raumpfleger in deinem Lebensraum.

Lebensbegleitung meint Raumpflege. Ganz besonders in der letzten Lebensphase!

Stalingrad

Andreas ist Krankenseelsorger.
Georgs Blick ist ein hilfloser Verzweiflungsschrei. Der alte Mann ringt um Worte. Es fällt ihm schwer, seiner eigenen Stimme zuzuhören. Aber es ist eben so. Da gibt es kein Wenn und Aber. Georg fühlt sich so unbeschreiblich elend.
„Mein Leben ist ein einziger Scherbenhaufen! Ich habe alles falsch gemacht. Es gibt einfach nichts, was gut wäre – jetzt – im Rückblick. Ich kann nichts mehr tun. Jetzt ist es zu spät. Alles nur Scherben!"
Georgs Flüstern ist ein schmerzvoller Schrei. Er weint haltlos. Andreas kann nichts sagen, nichts tun. Er nimmt einfach Georgs Kopf in seine Arme und streichelt die grauen Haare des Todkranken. Lange und schweigend.
Das Schluchzen wird ruhiger nach einiger Zeit. Georg weint. Immer noch. Irgendwann läßt Andreas ihn los und geht leise aus dem Zimmer. Er sagt nur noch: „Ich komme morgen wieder!"
Am nächsten Morgen traut Andreas seinen Augen nicht. Georg lächelt ihm entgegen, streckt seine Hand freudig nach ihm aus. Seine Augen sind klar und froh.
Andreas fragt nicht. Er setzt sich ans Bett.
„Es ist doch gar nicht so schlimm, wie ich gestern dachte!"
Im ersten Moment denkt Andreas an die Diagnose. Sollten sich die Befunde als falsch erwiesen haben? Aber Georg läßt dem neuen Freund keine Zeit für lange Gedanken.

„Du hast mir gestern den Kopf gehalten und mich so gestreichelt. Da ist mir etwas eingefallen:
Ich war in Stalingrad dabei. Und ich hatte ein Pferd, das ich sehr liebte. Es war mit mir durch dick und dünn gegangen. Ein richtiger Freund eben."
Georg schweigt eine Weile. Seine Augen blicken weit fort. Wohl bis nach Stalingrad, denkt Andreas und wartet.
„Weißt du, dieses Pferd hat es dann erwischt. Auf einmal ist es neben mir zusammengebrochen. Eine Kugel. Von irgendwoher. Es lebte noch. Die Augen schauten mich so groß an. Das Wiehern war ganz leise, fast nur ein Stöhnen. Einer der Kameraden wollte es erschießen. Ich wehrte ihn ab."
Georg nickt bekräftigend. Er schaut Andreas unvermutet an.
„Nein, das konnte ich einfach nicht zulassen! Die anderen Soldaten sagten, ich solle es doch endlich erlösen. Ich konnte sie nur mit Mühe davon abbringen, mein Pferd zu erschießen. Ich setzte mich in den Schnee und legte den großen Kopf in meinen Schoß. Dann habe ich das Tier einfach gestreichelt. So lange gestreichelt, bis es wirklich tot war. Es ist ganz ruhig geworden dabei. Die Augen haben nicht mehr so angstvoll dreingeschaut. – Rundherum ist wieder geschossen worden. Aber das war nicht wichtig. Nur mein Pferd war wichtig. – Ich habe ihm nur den Kopf gehalten und es gestreichelt."
Georg nimmt die Hand von Andreas und schaut ihn lange an.
„Wie du mir gestern den Kopf gehalten und mich gestreichelt hast, ist mir mein Pferd eingefallen. Du hast es bei mir gemacht wie ich bei meinem Pferd in Stalingrad.

– Das war eine gute Tat! Es ist doch nicht alles so verfahren, wie ich gedacht habe! Ich habe auch etwas Gutes getan! Weißt du, vielleicht fällt mir doch noch etwas ein, was nicht umsonst und nicht ganz falsch gewesen ist!"
Georg lächelt Andreas an.
„Könnte ja sein, daß ich noch etwas finde – wenn ich noch ein Weilchen nachdenke!" fügt er hinzu.
„Das Pferd von Stalingrad!" lacht Andreas. Es ist wichtiger als die Diagnose. Jetzt!

Ich erlebe es immer wieder: Meine Hände können besser und unmißverständlicher sprechen als mein Mund. Ganz besonders in Situationen, in denen die Sprachlosigkeit ohnedies nur Gestammel und Formeln zulassen würde.
Erinnern wir uns an den Grundsatz von Dr. Saunders: „Low tech and high touch!"
Ich spiele auf afrikanischen Trommeln und verwende diese Instrumente auch in meinen Seminaren. Die Trommel ist für mich ein wichtiges Symbol geworden, wie ich mit Menschen umgehen kann:
Zum Spielen brauche ich zwei leere Hände, und ich muß meine Trommel berühren, damit sie klingt. Ich muß dabei dem Ton auch Raum geben, darf ihn nicht abwürgen. Und genauso geht es mir mit Menschen. In der offenen Berührung beginnt eine Schwingung, ein Klingen.
Nicht ein fester Rhythmus fasziniert mich dabei. Ich kann mit meinen Trommeln Geschichten erzählen. Tief aus meinem Bauch mit der Fruchtbarkeitstrommel. Tief aus meiner Brust mit der Totentrommel. Und die Klän-

ge wirken dahin zurück: in den Bauch, in die Brust oder einfach hinaus ins Weite bei der Nachrichtentrommel. Jede Trommel fordert meine Hände auf ihre Weise zum Gespräch. Die Trommel bestimmt meine Berührung, mein Fingerspiel.

Ich bin Schriftstellerin. Mein Werkzeug ist die Sprache. Ich glaube, gerade deshalb ist es für mich wichtig geworden, meine Grenzen zu akzeptieren. Nicht für alles Worte finden zu wollen. Nicht alles auszusprechen und zu besprechen.

Die Stille trägt letztendlich ja auch mein Schreiben. Das ist schweigendes Sprechen. Aber wortlose Klänge haben auch ihre ureigenste Geschichte. Ihnen begegne ich oft am Sterbebett. Hier wird Ohnmacht für mich dann zur Ehrfurcht. *Das Leben ist nirgendwo so sehr spürbar wie im Angesicht des Todes*.

Leben bis zuletzt!

Nicht scheinbar – nein – wirklich und echt. *Hospiz heißt: Leben bis zuletzt!*

Ich erlebe bei meinen Seminaren immer wieder, wie groß unsere Berührungsängste sind. Wo ist unsere kindliche Spontanität? Wir hatten sie doch alle einmal gehabt! Und jetzt? Erwachsen geworden, denken wir, was könnten da die anderen denken… Dabei ist gar nicht sicher, daß die anderen sich soviel denken über uns.

Bäume zu umarmen, war mir, solange ich denken kann, immer ein besonderes Vergnügen. Ich weiß nicht mehr, wann das Kind Karin es nur mehr heimlich getan hat. Irgendwann schaute ich zuerst nach allen Seiten. Niemand da? Gut. Dann konnte ich ruhig einen kurzen Flirt mit der alten Eiche wagen.

Bäume haben auch einen großen Vorteil: Sie rennen nicht davon und wehren sich nicht gegen Umarmungen. Vor allem muß ich den Baum aber auch wieder auslassen. Das ist mir heute eine ganz wichtige Übung. *Wer umarmt, sollte sich bewußt sein, daß jede Umarmung aus zwei Bewegungen besteht: nahebringen und loslassen.*
Jedenfalls habe ich aufgehört, mich umzuschauen. Als ich krank wurde, war mir der Augen-blick viel zu kostbar. Mir war einfach egal, was wer denken könnte. Wenn ein Baum mich anlachte, war ich nicht mehr zu halten. Und das ist so geblieben!
Auf einem Spaziergang winkte mir eine riesige Buche neckisch zu. Ich breitete meine Arme aus und fiel ihr um den Stamm. Ein alter Mann, der gerade vorbeikam, sah mich erstaunt an.
„Sie umarmen Bäume?" fragte er.
„Ja!" sagte ich und löste mich lachend von der Buche.
„Wissen Sie, ich tue das auch! Aber ich schaue zuerst immer rundum. Damit mich niemand sieht!"
Wir setzten uns unter die Buche und unterhielten uns angeregt über unsere Baumumarmungs-Erfahrungen. Schließlich war das ja für den Kenner nicht alles eins! Da gab es große Unterschiede! Eine alte Eiche hat tiefe Risse in der Rinde, eine Buche ist eher glatt. Bei Nadelbäumen ist das Umarmen etwas schwierig (mit Ausnahme der Föhre vielleicht). Da kann es schon sein, daß die Äste mich umarmen, bevor ich dazu komme. Etwas stachelig – zugegeben –, aber was macht das einem echten Baumumarmer schon aus?
Wir tauschten also unsere Erfahrungen aus. Und beim Abschied meinte der alte Mann: „Jetzt werde ich nur noch Bäume umarmen, wenn mich jemand sieht! Wenn

der es komisch findet, erkläre ich es ihm einfach. Wenn er selbst ein Baumumarmer ist, lernen wir uns kennen – so wie jetzt!"

Ich meinte nur lachend, er sollte vielleicht im Schloßpark von Schönbrunn beginnen, da wäre mit Sicherheit immer Publikum.

Ob er es tut, weiß ich nicht – Zeitungsberichte las ich bisher keine diesbezüglich.

In der Zwischenzeit ist das Baumumarmen als Hobby entdeckt worden. Ich schicke meine Seminaristen in Parks und Wälder zum Üben. So manche Hemmungen verlieren sich nach dem einen und anderen Mal.

Lassen wir uns doch etwas ver-rücken aus unserer Starrheit. Das Leben ist eine Kost-barkeit! *Kosten wir es!* Damit wir einander davon erzählen können – mit Worten oder mit unseren Händen.

Es ist gar nicht so selten, daß ein Pferd von Stalingrad wachgestreichelt werden muß…

Die Wahrheit

Ich möchte ganz bewußt den Begriff der „Familie" weiter fassen. Zum einen ist da die Familie, aus der ein Mensch stammt. Mit Eltern und Geschwistern. Zum anderen gibt es die eigene Familie. Mit dem Ehepartner und den Kindern. Ich habe keine von beiden. Meine Familie sind meine Freunde. Dieses Band kann sogar stärker als das sogenannte „Blutsband" sein.
Wenn ich in der Folge von „Familie" spreche, meine ich die tiefe Verbundenheit zwischen Menschen. Menschen, die eine Zeit ihres Lebens gemeinsam unterwegs sind. Diese Verbundenheit kann oft auch eine Ge-bundenheit sein. Wir kennen alle ein nicht durchgeführtes Abnabeln. Ob nun Eltern Kinder nicht loslassen können oder die Kinder sich nicht von den Eltern lösen – es ist einerlei. Wir neigen in allem dazu, etwas und eben auch jemanden zu „haben". Wir wollen und können uns nicht vorstellen, daß dieser „mein" Mensch nicht mehr da ist. Es ist so selbstverständlich. Pläne werden durchdacht, Zukunft geplant ...
Plötzlich aber bricht da etwas herein. Wirft unser ganzes Denken über den Haufen. Mit einem Mal ist nichts mehr so, wie es war. Unsicherheit bricht auf. Sprachlosigkeit, Angst. So wie der Kranke seine Phasen und Krisen durchlebt, so ergeht es auch den Mitmenschen. Sie lehnen sich genauso auf, wollen es nicht glauben, sind verzagt, greifen nach jedem Strohhalm, wollen die Ohnmacht nicht akzeptieren, spielen Theater der Zuversicht, bis hoffentlich doch alle Masken fallen.

In der Begleitung einer solchen Familie sind meist die Angehörigen betreuungsintensiver als der Sterbende selbst. Die Entmündigung eines Kranken geht sehr oft von der Familie aus. Das Kalbssuppensyndrom greift Platz.

Es ist erschütternd, wie die kostbare letzte Zeit vertan wird. Die Parole heißt: Sich nur ja nichts anmerken lassen! Optimismus um *jeden* Preis. Nur nicht vom Sterben reden! Der Tod muß überlistet werden. Ignorieren wir ihn, dann schleicht er wieder hinaus! Das Abschiednehmen darf nicht sein. Nein, es wird schon wieder!

Gerade als Krebspatientin habe ich aber die ganz große Chance dieser Krankheit für mich erleben dürfen. Ich mußte keinen Sekundentod erleiden. *Ich bekam Zeit geschenkt.* Zeit zum Sterben. Zeit, mein Sterben zu erleben. Die Kraft und Einmaligkeit eines einzigen Tages. Die unbeschreibliche Größe der kleinen Dinge. Sei es die Schönheit eines Kieselsteins, sei es das Wunder eines Augen-blickes zwischen zwei Menschen. Ich lernte loszulassen. Viel Ballast ist abgeworfen worden in den fünf Jahren meines sterbenden Lebens. Was erschien mir alles wichtig und notwendig. *Heute weiß ich, was Not-Wende heißt!* Jeder Tag ist ein unbeschreibliches Geschenk, eine Herausforderung. Jeder Tag ist ein erster und letzter. Ich kann keinen noch einmal erleben.

Daß ich das alles erfahren und erleben kann in dieser gewaltigen Fülle, verdanke ich nicht zuletzt der Offenheit und Ehrlichkeit meiner Ärzte und aller Menschen, die mich ein Stück weit begleitet haben oder immer noch begleiten!

Die Wahrheit am Krankenbett ist ein großer Brocken und braucht viel Mut. Vor allem aber Einfühlungsvermögen und menschliche Stärke, sich seiner Schwäche *nicht* zu schämen. Wann, wo, wie, wer diesen Mut faßt, mit dem Kranken das not-wendige Gespräch zu führen – darauf kommt es ganz wesentlich an. Verschweigen und Lügen sind keine Lösung! Ganz im Gegenteil! *Lügen nehmen das Vertrauen und verstärken die Einsamkeit bis zur Unerträglichkeit!*

Die zwischenmenschliche Krise ist vorprogrammiert.

Es wird mir die Chance genommen, aktiv an der Therapie mitzumachen, meine Lebensgeister zu wecken und ganz einfach meine Zeit noch wirklich zu leben. Ich werde im Verschweigen zum Spielball gemacht. Das ist unmenschlich und unakzeptabel! Ich habe im eigenen Erleben meiner Krankheit die Wahrheit am Krankenbett immer massiv gefordert. Mehr denn je stehe ich dazu. *Es gibt kein Argument, das Lügen und Mißtrauen rechtfertigen könnte.* Auch wenn wir heute nicht mehr „lügen", sondern die „Unwahrheit" sagen, ändert das nichts daran. Schönere Worte machen etwas Negatives nicht positiv!

Es kommt ganz auf uns Kranke an. Lassen wir uns belügen? Geben wir klein bei, weil die anderen es so gut meinen? Der Doktor tut ja sein Bestes – was immer das sei... Bin ich ein gehorsames Schaf? So ganz nach dem Motto: Wenn du brav bist, wird alles wieder gut! Und schließlich – wie es in mir aussieht, geht keinen was an!

Auf mich kommt es an! Ich kann mich aus *meiner* Verantwortung nicht hinausstehlen, es geht um *mein* Sterben! Die Angst wird nicht kleiner, wenn ich sie verdränge oder überspiele. Sie wird bewältigt, wenn ich ihr einen Namen gebe, wenn ich sprechen lerne. In aller Ehrlichkeit. Es ist nicht leicht. Herausgerissen aus dem Beruf. Nutzlosigkeit schleicht sich in die Gedanken – Ohnmacht. Alles, was bisher wichtig war, ist in Frage gestellt. Vielleicht muß ich auch erst auf die Suche nach einem Pferd von Stalingrad gehen. Dann ist es aber gut, wenn mich jemand auf solche Gedanken hinstreichelt!

Im Hospiz ist kein Platz mehr für all diese Lügen. Jeder weiß, daß es nicht mehr um heilende Medizin geht. Dem Patienten und der Familie ist klar, daß es um die *letzte Zeit* geht. Immer wieder passieren kleine Fluchtversuche. Das ist menschlich verständlich. Aber das Sterben steht im Raum, der Tod wird nicht mehr verdrängt. Der Arzt, die Schwestern und Pfleger arbeiten offen, sind gesprächsbereit. *Die Zeit bekommt Ruhe für den Abschied.* Um diese Ruhe zu geben, braucht es Felsenmenschen. Sie müssen die Brandungen der Not aushalten können. Konflikte, die aufbrechen, dürfen nicht mehr harmonisiert, unter den Teppich gekehrt werden. Jetzt ist noch die Chance zur Klärung. Am Friedhof ist es zu spät. Wir bräuchten sicher weniger Totenlegenden, wenn beizeiten gute Gespräche Platz fänden.
Ich habe selber erfahren, was so ein Abschiednehmen werden kann. Als ich in St. Raphael lag, war ich mehr bewußtlos als klar. Aber die wenigen Minuten reichten gerade immer, wieder von einem Freund Abschied zu nehmen. Ein Satz oft nur, ein paar Worte. Ich hatte das Gefühl, es ist nichts offen. Alles war zur Zeit besprochen worden, in der es nötig gewesen war. Jetzt reichten die kurzen Minuten, in denen ich wach war. Ich horchte auch auf die Worte. Jeder ließ mich los. Keiner hielt mich fest; wollte, daß ich dableibe. Ich fühlte mich frei und ungebunden. In einem ganz tiefen Frieden. Zugleich sah ich, daß alle um mein Bett verbunden waren.

Sie waren nicht allein. Keiner von ihnen. Jetzt waren sie gemeinsam hier.
Warum ich immer noch lebe, weiß Gott allein. Nach dieser Nacht ist der Frieden geblieben, tragfähig und frei. Und wenn mich heute ein Auto überfahren würde – was würde das noch ändern? Ich durfte Abschied nehmen, durfte das erleben! Seither habe ich keine Angst mehr. Bruder Tod ist ein lieber und vertrauter Freund.
Ich freue mich über jeden Tag auf dieser Welt. Ich freue mich aber auch über das Heimgehen, wann immer und wie immer es passiert!

Ehrlichkeit hat mit „Ehre" zu tun. In einem glaub-würdigen Umgang miteinander gestehen wir einander die Menschenwürde zu. Schmerztherapie auf allen vier Ebenen beginnt mit dieser Ehr-lichkeit. Die Würde des Sterbenden und seiner letzten Lebensphase stehen im Mittelpunkt.
Immer wieder erzählen mir Menschen nach einem Vortrag, daß sie sich schwertun, einen Krankenbesuch zu machen: Ich überlege es mir oft lange. Habe ein ungutes Gefühl und Angst vor dem Blick, was soll ich sagen? Ich bin dann immer froh, wenn ich wieder draußen bin. Oft suche ich nach einer Ausrede, um einen Tag nicht kommen zu müssen. Was soll ich nur tun?
Warum nicht genau das einmal dem Kranken erzählen?: Du, ich habe heute lange gezögert. Es fällt mir nicht leicht, dich zu besuchen. Ich habe einfach Angst. Ich weiß nicht, was ich dir sagen soll. *Bitte hilf mir!*
„Hilf mir!" Diese Bitte an den Kranken gerichtet. Was für eine Wendung! Eine Not-wende für beide! *Der Kranke ist nicht der Hilflose!* Er braucht Hilfe, aber er ist nicht

hilflos. Der Begleiter ist nicht allein Helfer – er braucht genauso Hilfe. Auch und vor allem vom Kranken selber! Gestehen wir uns doch zu, daß es nur so geht. Beide Seiten sind gefordert. Beide Seiten sind aktiv! Es stimmt einfach nicht, daß ich im Bett zur Passivität verdammt bin! Darin liegt Er-lösung. Lösung von sprachlos gewordener Not. Aus der Einsamkeit hinein in eine *gleichwertige* Beziehung. Zwei Menschen mit sehr ähnlichen Gefühlen: Jeder findet schwer Worte, hat Berührungsängste, ist ohnmächtig, jeder muß erst lernen …
Aber gemeinsam geht es leichter. Die Ehrlichkeit wird leid-tragend, nicht leid-machend.
Eine Freundin gestand mir unlängst, daß sie sich manchmal gezwungen sah, etwas für mich zu tun. Sie konnte nicht nein sagen. Ich war mehr als verwundert. Ich glaubte, es sei alles ganz klar und einfach. Auf eine Frage, ob mir jemand dies oder das machen könnte, käme eine klare Antwort als Ja oder Nein. Doch ganz so einfach war es offenbar doch nicht.
„Ich wußte, du freust dich, wenn ich dir helfe. Ich kann auch nicht einfach nein sagen. Du bist krank. Das macht es für mich schwer, abzulehnen!“
Ich fühlte mich nicht für voll genommen. Da kann also jemand nicht nein sagen, weil ich krank bin. Ich spürte Ohnmacht und Rebellion hochkriechen in mir. Meine Krankheit war und ist also immer noch und immer wieder Barriere. Trotz aller Offenheit.
Zugegeben, es fällt mir schwer, das zu akzeptieren. Aber ich muß damit wohl leben lernen. Die Erfahrung war aber ganz wichtig, und ich bin sehr dankbar für die Aufklärung! Recht belustigt stelle ich fest, daß mich ein Nein seither eher froh macht. Es sagt damit ein Freund

ehrlich, ob er jetzt etwas für mich tun kann *oder* nicht. Dieses „Oder" ist der springende Punkt!
Ich kann mich an Situationen erinnern, wo ich beleidigt war, einen Abschlag bekommen zu haben. Jetzt ist mir klar, daß das Mut zur Ehrlichkeit war und ich nicht als die hilfsbedürftige Kranke gesehen wurde. Eine gesunde Erfahrung – auf allen Linien. Wir Patienten können uns ja auch zu ordentlichen Tyrannen entwickeln. Dann wird es gut und hilfreich sein, wenn der Begleiter die Kraft hat, uns die Stirn zu bieten. Zwischen wirklicher Hilfsbedürftigkeit und Ausnutzerei gibt es einen fließenden Übergang. Oft kaum merkbar. Zwischen notwendiger Traurigkeit, echtem Schmerz und anhaltender Jammerei ist es ähnlich. *Ein klares Wort zur rechten Zeit schafft klare Verhältnisse und gegenseitige Achtung.*
Die Würde steht immer auf beiden Seiten einer zwischenmenschlichen Beziehung. Sie kann einseitig nicht zum Tragen kommen. Ich kann Würde nicht einfordern, wenn ich sie nicht gleichzeitig vertrete!
Nicht die Jungen müssen die Würde des Alters achten. Die Alten müssen die Würde des Alters den Jungen gegenüber vertreten. Und umgekehrt! Wir Kranken haben unsere Würde in unseren Händen. Lernen wir sie handhaben!
Mein Leben ist ein Intensivkurs geworden. Die Anforderungen werden immer intensiver. Ich bin dankbar für diesen Lernprozeß. Was immer er mich lehren wird – wieder ist das Leben abenteuerlich und herausfordernd. Wieder ist ein Schritt gesetzt auf meinem Weg.
Wie immer dieser Schritt auch aussehen mag – *jeder muß ihn selber tun.* Ich den meinen, meine Begleiter den ihren! Raumgestalter und Raumpfleger!

Es wird heute auch gerne das Wort „*Halbwahrheit*“ verwendet. Ein bißchen Wahrheit, eine „barmherzige“ Lüge zum Drüberstreuen. Diese Mischung ist sehr gefährlich.
Eine junge Krankenschwester hat einen bösartigen Tumor in der Brust. Operation. Chemotherapie. Sie glaubt, ihr Arzt ist ehrlich zu ihr. Sie vertraut auf ihn, fühlt sich aufgeklärt und als Partner in der Behandlung. Sie kämpft mit Optimismus und Lebenskraft.
Im Urlaub bricht sie zusammen. Ein Schwächeanfall. Sie wird ins nahe Krankenhaus eingeliefert. Sie erzählt dem Arzt dort von der Diagnose, der bisherigen Behandlung, zählt die Medikamente auf. Der Arzt nimmt zu Recht an, er habe eine vollinformierte Patientin vor sich. „Das war die Therapie für den Primärtumor. Was wurde wegen der Metastasen im Bauch getan?“
Ein vorangegangenes Routineröntgen hatte sie angezeigt.
Die Kranke weiß davon aber nichts. Es wurde ihr von „ihrem“ Arzt verschwiegen. Sie fühlt sich hintergangen. Kann ihm nicht mehr glauben. Sie tut, was von ihr erwartet wird. Folgsam, aber ohne jede Motivation. Sie sagt nicht mehr, wie es ihr geht!

Es ist unhaltbar, daß alle wissen, was mit mir ist, nur ich nicht. Das liegt nicht nur an Ärzten. Oft ist auch die Familie daran schuld. Es wird einfach entschieden, daß ich nichts erfahren darf. Aus welchen Gründen auch immer. Daß es dazu kommen kann, liegt aber – es ist leider so – an den Ärzten! Sie müßten *zuerst* mit dem Patienten sprechen. Und der Kranke entscheidet, wem er selbst davon erzählen will! So wäre es nicht nur

menschlich-moralisch richtig, es ist auch juristisch so festgelegt. Aber wer wollte schon Klage führen?
Besonders bei Krebserkrankungen wird aber dem Kranken durch diese Lügenpraxis der wesentliche Therapieerfolg genommen: die Mitarbeit des Patienten, sein aktives Mittun, sein Einstellen auf Behandlungen. Darin liegt ein ganz wesentlicher Faktor der Behandlungswirkung. Längst unbestritten erwiesen und anerkannte Tatsache. *In keinem Medikament kann ich Lebensmotivation und Lebensfreude verabreichen!*
Zugleich wird der Patient immer mehr in eine Angst und Einsamkeit gedrängt. Beides wirkt krankmachend und nicht heilend!
Glaubt ihr denn wirklich, daß ich nicht spüre, was da nicht stimmt? In *meinem* Körper spielt sich doch die Krankheit ab. Und eure Blicke. Euer ganzes Verhalten. Wem kann ich eigentlich noch trauen? Ihr spielt Theater. Ihr verlangt von mir auch Theater. Ihr könnt damit nicht umgehen. Ich weiß. Ich spiele halt mit. Was soll ich sonst tun? Ihr weicht mir ja nur aus. Niemand sagt mir die Wahrheit! Wie soll ich euch nur klarmachen, was ich jetzt gerne tun würde? Ihr nehmt mich nicht ernst, ihr wollt nicht über mein Sterben sprechen. Das darf einfach nicht sein! Wenn es aber nun einmal so ist? Glaubt ihr wirklich, daß ihr den Tod nur totzuschweigen braucht, damit er verschwindet? Ich habe Angst! Und ihr sagt nur: „Du brauchst keine Angst haben! Das wird schon wieder!" Und dabei spüre ich eure Angst genauso wie meine! Hört endlich auf mit dem Theater!
Die Zeit ist so kostbar!
Setzt keine Grabreden auf. *Redet mit mir! Jetzt!*

Krankheit als Chance

Anna war eine junge Frau. Glücklich verheiratet mit Walter. Die kleine Tochter Marie gerade vier Jahre alt. Kurz nach der Geburt des Kindes mußte Anna eine Brust abgenommen werden. Und jetzt hatte sie Knochenmetastasen. Immer wieder Krankenhaus. Frührente. Ein Korsett stützte die zusammenbrechende Wirbelsäule. Eine Zeitlang hielt Anna der Gedanke an Marie aufrecht. Die Kleine brauchte doch eine Mutter! Aber Anna merkte, daß sie den Kampf verlieren würde. Wir sprachen oft miteinander. Sie erzählte von ihrer Angst.

„Der Walter hängt so an mir. Er braucht wieder eine Frau und die Kleine eine Mutter. Aber wenn ich davon anfange, will er nichts hören!“

„Sag es ihm trotzdem, oder schreibe ihm einen Brief. Den kann er lesen, wann immer er will. Auch wenn du nicht mehr da bist und mit ihm reden kannst!“ riet ich ihr.

Eines Tages rief mich Anna an:

„Du, ich habe mit Walter gesprochen. Er will sich nicht vorstellen, daß ich nicht mehr bin. Aber er hat mir zugehört! Irgendwann wird er es schon verstehen können!“

Ich sagte Anna, wie sehr ich mich darüber freute.

Zwei Stunden nach diesem Anruf läutete erneut das Telefon. Walter war dran. Anna sei mit einem Aufschrei zusammengebrochen und liege im Krankenhaus.

Sie erwachte aus dem Koma nicht mehr und starb fünf Tage später. Das war vor über einem Jahr.

Vor wenigen Tagen rief mich Walter an.

„Ich habe seit einem halben Jahr eine Freundin. Ein großer Schatz! Marie liebt sie sehr. Die beiden sind ein Herz und eine Seele. Ich muß oft an Annas Worte denken. Das hilft mir sehr. Ich glaube, ich hätte mich nicht so schnell in eine neue Beziehung fallen lassen können, wenn Anna mir nicht gesagt hätte, wie wichtig ihr das ist. Ich bin so glücklich! Und ich darf es auch sein! – Ich werde Anna nie vergessen. Meine Freundin braucht aber nicht sein wie Anna. Das ist gut so! Wir erzählen Marie viel von ihrer Mama, damit sie Anna auch nicht vergißt. Die Kleine sagt, daß ihre Mama jetzt im Himmel ist und ihr eine neue Mama geschickt hat, damit es ihr gutgeht. Und es geht uns allen gut!"

Diese Chance haben wir! Wer unheilbar krank ist, kann sein Leben ordnen, kann noch Spuren setzen und Abschied nehmen zur rechten Zeit. *Dieser Abschied ist nicht nur wichtig für uns, die wir gehen. Er ist ganz besonders wichtig für jene, die wir zurücklassen!*

Es ist nicht leicht, über die letzten Dinge zu sprechen. Es ist auch nicht leicht, bei einem solchen Gespräch zuzuhören. Wir wollen diesen Abschied ja nicht! Nicht in dem Ausmaß. Der Verlust tut so weh! Er tut aber viel mehr weh, wenn auch noch ein Schweigen viele Fragen unbeantwortet läßt.

Wir sehen den Verlust. Wir fühlen das Verlieren. Und in diesem ganzen Schmerz überhören wir oft ein ganz wichtiges Wort: Es heißt „Abschied-*nehmen*" und nicht „Abschied-geben"! Wir bekommen dabei etwas geschenkt. Meine Hände halte ich dafür offen und leer! Jeder von uns, der Abschied nimmt, hält ein liebe-volles Geschenk in Händen: die Erinnerung an ein Stück gemeinsamen Weges.

Es kommt auf uns alle an, ob wir uns davon berühren lassen. Niemand kann sich das erkaufen. Auch mit den schönsten Totenlegenden nicht. Denn zutiefst im Herzen weiß ich ja, was stimmt und was ich nur gerne so gehabt hätte!
Wenn ich mir manchmal anhöre, was da an Grabreden oder Nachrufen gehalten wird, dann wundere ich mich nicht mehr, warum es mit unserer Welt so schlecht steht:
Die besten Menschen sind gestorben!
Ich wünschte mir weniger Begräbniskult und mehr Sterbekultur!
Es ist keine Schwierigkeit, dreihundert Leute hinter einen Sarg zu bekommen für eine „schöne Leich". Aber drei Menschen, die sich an einem Sterbebett ablösen – aus der Familie –, ist ein nicht selten schwieriges Unternehmen.
Krankheit ist eine Chance. Für unser Miteinander. Gegen unser oft großes menschliches Defizit! Berühren wir und seien wir berührt voneinander! Mit keinem Geld der Welt ist dieses Erlebnis zu bezahlen.

Mit-teilen wir uns. Unsere Ängste, unsere Zweifel, unsere Ohnmacht und Sprachlosigkeit, unser Menschsein mit allen Grenzen und Unzulänglichkeiten sind gleich groß – ob im Bett oder neben dem Bett.
Der Sinn des Lebens steckt nicht in irgendwelchen großen, vielleicht sogar heroisch ausgerichteten Zielen. *Der Sinn des Lebens ist, gelebt zu werden. Mein* Leben will von *mir* gelebt sein, *dein* Leben von *dir*. Dieses Leben könnte nicht existieren ohne den Tod. Nur er läßt ein neues Wachsen und Reifen, ein Weitergehen zu. Geste-

hen wir dem Tod zu, daß er ein Freund und Bruder des Lebens und nicht der Feind ist!
Ich weiß, das sind jetzt große Worte. Nach diesen stürmischen Jahren mit meinem Sterben habe ich den Tod aber kennengelernt als einen lieben Freund, der neben mir geht und mir nicht wie die Faust im Nacken sitzt. Diese Erfahrung war die Chance, die mir meine Krankheit geboten hat. Damit hat meine Krebserkrankung wirklich einen „positiven Befund" bekommen.
Nicht die Krankheit selbst ist das Gute! Aber aus ihr kann Gutes erwachsen, wenn ich es zulasse und will. Weil mein Körper krank ist, muß deshalb nicht ich selbst vor die Hunde gehen!
Als Christin sehe ich darin auch die *Theologie des Kreuzes:* Aus einem Minus wird ein Plus. Der Nachteil wird zum Vorteil. *Das Hindernis zur Möglichkeit.*
Das ist eigen-artig und muß in mir wachsen können. Es gibt kein glückliches Leben, aber ein Leben, das glückt. Jeden Tag neu. Auch und vor allem in der Beziehung zwischen Menschen, die im Blick-Kontakt zueinander stehen. Jeder Augen-Blick kann für sich diese Lebendigkeit beinhalten. Gehen wir nicht darüber hinweg. Stellen wir uns auf eine Stufe, in gleicher Höhe.
Uns allen – ob gesund oder krank, ob jung oder alt – ist ein *„Letzte-Hilfe-Kurs"* anzuraten. So wie wir in der Ersten Hilfe die Schocklagerung lernen, Herzmassage und Beatmung, so können wir streicheln, zuhören, weinen und lachen ohne falsche Scham lernen.
Klavier spielen lerne ich nur am Klavier. Ich kann Fingerübungen auf der Tischkante machen, aber erst am Instrument klingt, was meine Finger da geübt haben. Der beste Trockenkurs nützt mir nichts: Schwimmen lerne

ich schwimmend im Wasser. Und das Leben lerne ich nur wirklich kennen im Leben. Ich muß es erleben. Mit allem, was es ausmacht.
Die Knoten für die Gipfelseilschaft lerne ich nicht, indem sie mir irgendwer erklärt. Ich lerne sie beim Knotenmachen…

Der letzte Wunsch

Fred kämpfte um ein Stück Leben. Eigentlich war er todmüde und wollte lieber heute als morgen gehen. Die eine Gesichtshälfte war eine weit klaffende Wunde. Der Krebs hatte mächtig zugebissen. Trotzdem wollte Fred warten. Er mußte einfach noch aushalten!
Zwei Wünsche hatte der Sterbende noch: Er wollte seine beiden Enkelkinder noch einmal sehen, und er hoffte auf seinen Bruder. Mit ihm hatte er sich vor vielen Jahren zerstritten. Das wollte Fred noch gerne aus der Welt schaffen.
Marie, seine Frau, versuchte Sohn und Schwiegertochter dazu zu bewegen, die beiden Buben zum Opa zu bringen. Fred sollte für diesen Besuch einen wunderschönen Verband über seine Gesichtshälfte bekommen. Eine Kinderpsychologin wollte helfen. Aber es nützte alles nichts: Die Eltern stimmten nicht zu. Es war nichts zu machen.
Das Hospizteam bemühte sich um einen Kontakt zu Freds Bruder. Mehrfach und mit allen menschlichen Argumenten. Aber auch das gelang nicht. Der Bruder wollte nicht kommen.
Marie saß verzweifelt am Bett. Tag und Nacht. Sie konnte nicht helfen. Freds tiefe Schmerzen konnte das beste Team nicht beruhigen. Er rang Tag um Tag um ein bißchen Leben und eine Spur Hoffnung. Vielleicht heute…
Schließlich starb er erschöpft und unsagbar traurig. Das Begleiten war für alle eine Qual geworden.
Das *Loslassen* eines Menschen ist oft genug schwer. Aber

es gibt noch etwas, das noch viel schwerer werden kann: das *Seinlassen*.
Etwas so sein lassen müssen, wie es ist. Auch wenn ich weiß, daß es zu ändern wäre. Ich wüßte einen möglichen Weg. Aber es liegt nicht in meiner Macht. Ich muß meine Grenzen fast unerträglich erkennen. Es tröstet mich nicht, daß ich es nicht geschafft habe, einen solchen Wunsch zu erfüllen. Und was soll ich dem Kranken sagen? Was kann ihn noch trösten?
Es gibt keine zweite Gelegenheit, keine Hoffnung, daß es irgendwann einmal doch gelingen könnte. Der Tod zieht die todsichere Grenze!
Es ist auch schwer, hier nicht den Zeigefinger zu erheben und in Schwarzweiß zu malen. Ein Urteil steht mir nicht zu. Was mag für eine Geschichte dahinterstehen? Menschen, die hier verweigert haben, konnten nicht anders. Ganz offensichtlich. Sie sind die Hinterbliebenen. Die Frage ist jetzt, wie sie in der Trauer begleitet werden wollen und auch können.

Die Geschichte von Fred wirft noch eine ganz besondere Frage auf: *Kinder am Sterbebett*. Ich möchte dazu zwei Begebenheiten erzählen, die einfach zum Nachdenken anregen sollten:
Als Claudias Mutter ins Krankenhaus kam, sagte man der Neunjährigen, die Mama sei verreist.
„Wann kommt sie wieder?“ fragte das Kind jeden Tag mehrere Male.
„Bald!“ war die kurze Antwort.
„Sei schön brav, dann ist Mama bald wieder da!“ war eine giftige Versprechung.
Dieses Gift mußte in Claudia langsam und schleichend

zu wirken beginnen, denn die Mama kam nicht wieder! Man wollte dem Kind auch die Beerdigung ersparen. Claudia sah reihum die verweinten Augen, hörte das Flüstern. Die vielen Leute, plötzlich trugen alle schwarze Kleider. Das Kind bekam Angst.
Immer noch die Antwort: „Bald!"
Irgendwann versuchte dann die Großmutter, dem Kind zu erklären, daß die Mama tot sei und nicht wiederkommen könnte. Alle Tröstungen und Erklärungen halfen nichts. Claudia hatte ihre eigene Erklärung gefunden: Sie war nicht brav genug gewesen. Sie war schuld! …

Monika hatte lange tapfer gegen ihre Krankheit gekämpft. Sechs Kinder hofften und bangten um die Mutter. Karl hatte Angst. Was wird nur, wenn Monika ihn zurücklassen mußte mit den Kindern? Drei waren ja noch klein. Aber auch der Älteste war erst vierzehn.
Eines Tages war es passiert. Die Mutter brach zusammen. Im Krankenhaus kam sie nicht mehr zu sich. Sie kämpfte verzweifelt um jeden Atemzug. Karl hielt es fast nicht mehr aus, diesem Ringen zuzuschauen. Es tat so unbeschreiblich weh.
Maxl, der älteste Sohn, schickte den Vater heim, alle Kinder zu holen. Am Abend war die ganze Familie ums Bett versammelt. Die vierjährige Magdalena fragte neugierig:
„Was ist denn mit der Mama?"
Karl nahm sie auf den Arm.
„Die Mama soll zum lieben Gott gehen." Karl weinte.
Magdalena gab sich aber noch nicht zufrieden:
„Warum?"
Ihre elfjährige Schwester Ruth antwortete:

„Weil sie der liebe Gott dringend braucht!"
Magdalena löste sich von Vaters Arm und kletterte auf einen Stuhl neben dem Bett. Dann beugte sie sich vor und streichelte das Gesicht der Mutter.
„Sag dem lieben Gott einen schönen Gruß, Mama!"
Alle anderen Kinder taten es ihrer kleinen Schwester gleich.
Maxl sagte noch:
„Mach dir keine Sorgen, wir schaffen das schon!" Dann weinte er laut.
Karl setzte sich zu Monika, bedankte sich für alles, ganz besonders für die Kinder, und verabschiedete sich mit einem Kuß.
Monikas quälender Atem wurde ruhiger. Sie rang nicht mehr so verzweifelt nach Luft. Es waren tiefe, stille Atemzüge. Einige noch, und dann war es ganz still.
Magdalena horchte angestrengt. Dann fragte sie plötzlich: „Ist die Mama jetzt beim lieben Gott?"
Karl nickte stumm. Magdalena legte ihren Kopf an die Schulter vom Vater und schlief ein.

Nur ein Schritt

Ich habe oft von der Sprachlosigkeit geschrieben in den vorangegangenen Kapiteln. Es fehlen uns auch die Worte im Hinblick auf die Hiobsbotschaft: „Ich bin zu gering, um es zu begreifen!"
Lügen haben keinen Platz mehr am Sterbebett. Aber ich darf und soll ruhig zugeben, daß ich keine Antwort habe, nicht weiß, was ich sagen soll, mich einfach schwertue. Ob als Patient oder Begleiter – es geht uns letztendlich allen gleich.
Besonders dann, wenn Worte schwerfallen, muß ich ganz genau hinhören. Signale setzen sich zwischen den „Zeilen" ab. Signale und Symbole wollen eine Reaktion von mir.

Klaus sagte plötzlich mit einem langen Blick zum Fenster hinaus:
„Meine Frau tut mir so leid!"
Ich war im ersten Moment etwas verwirrt.
„Wie meinst du das?" fragte ich.
„Es wird nicht leicht für sie, wenn ich nicht mehr da bin!"
„Möchtest du ihr noch helfen?" wollte ich nach einer kleinen Weile wissen. Eigentlich wollte ich Klaus damit auf eine Idee bringen.
„Ich sterbe! Was kann ich dagegen noch tun?" fragte er zurück. Jetzt schaute er mich unverwandt an.
„Du hast noch Zeit. Hast du mit ihr schon alles besprochen? Vielleicht kannst du ihr noch einen *guten Rat* geben, ihr den einen oder anderen Tip geben. Vor allem

kannst du ihr aber Mut machen, das Leben anzupacken. Sag ihr, daß du an ihre Kraft glaubst! Das kann ihr ganz sicher helfen!"
Klaus schaute mich mit großen Augen an. Dann lächelte er wissend.

Theo war gerade zwanzig geworden. Aids ließ ihm aber keine Zukunftsperspektive mehr. Wochenlang spielte er den Starken, Fröhlichen. Nur ja kein ernstes Wort. Nur ja kein Schweigen!
Und dann fragte er mitten im Gespräch über Musik: „Ist das Krankenhaus eigentlich erdbebensicher?"
Ich hielt seinem Blick stand: „Hast du Angst?"
„Ja! Ich sterbe! Ich hab' ganz verdammte Angst!"
Wir haben an diesem Tag bis spät in die Nacht hinein geredet, geschwiegen, geweint und uns einfach gehalten.

Die Sprache der Augen ist nicht nur in der frühlingshaften Liebe eine vielsagende. Augen-Blicke können deutlicher als Worte werden. Auch am Sterbebett. Hier fordern Augen die Ehrlichkeit in aller Konsequenz heraus.
Wir sprechen auch mit unserer Berührung. *Sterben ist sehr berührend!* Die Hand zu halten, ein leichter Druck – wie vielsagend kann das sein! Ein Streicheln über die Wange, das Abwischen von Schweiß oder Speichel.
Ich kenne auch einen Satz, den ich immer wieder von Menschen höre, die lange im Bett liegen:
„Ich habe keinen Boden mehr unter den Füßen. – Ich falle in ein tiefes Loch. – Mir hat jemand den Boden weggezogen!"
Und das stimmt auch ganz real! *Wer im Bett liegt, hat kei-*

nen Boden mehr unter seinen Füßen!
Ich brauche nur mit einer Grippe im Bett liegen. Die Fußsohlen brennen mit der Zeit. Das Bedürfnis, die Füße aufzustellen, kommt ganz bestimmt. Was nun, wenn das nicht mehr geht oder einfach nicht mehr ausreicht?
Warum nur Hände und Gesicht streicheln? Warum nur bis zum Bettdeckenrand berühren?
Zuerst stieß ich immer auf Verwunderung und offenes Staunen: „Was willst du? Meine Füße...?" Dann Neugierde. Also gut, mach mal...
Bisher kam am nächsten Tag jedesmal die Bitte: „Streichelst du mir wieder die Füße?"
Ich versuchte dabei auch etwas Druck gegen die Fußsohlen zu geben. Abwechselnd wie im Schritt.
Das Brett zur Spitzfußprophylaxe kann diese Wohltat nicht ersetzen!

Hans war Geschäftsmann. Immer gewohnt, stark und führend zu sein. Jetzt fühlte er sich doppelt hilflos. Er hatte verlernt, seine Schwächen zuzulassen. Immer beherrscht, immer sachlich.
Seine Augen gingen fast über. Aber er beherrschte sich unbarmherzig. Er konnte nicht weinen, nicht in meiner Gegenwart. Ich wollte deshalb gehen. Er hielt mich fest. Kein Wort. Seine Stimme hätte nur gezittert. Er konnte jetzt nicht sprechen. Aber seine Hand packte mich am Arm. Ein einziger Schrei: „Geh nicht!"
Ich konnte doch nicht einfach zum Fenster gehen, damit er endlich weinen kann.
Hans lag zu Hause, und sein Bett hatte kein Fußbrett. Ich stand auf und sagte: „Ich setze mich nur etwas zu deinen Füßen hinunter." Er ließ mich los. Ich setzte mich

mit dem Rücken zu ihm.
„Du kannst dich mit den Sohlen auf meinem Rücken anlehnen!“ sagte ich.
Hans nutzte den Widerstand, ich griff sanft nach hinten und streichelte über seine Füße, die auf meinem Rücken auflagen.
Plötzlich bebte das ganze Bett. Hans weinte laut. Sein verkrampftes Schluchzen wurde langsam ruhiger, und dann waren es befreite, stille Tränen.
Erst als er wieder zu sprechen begann, stand ich auf und ging an seine Seite zurück.
Von diesem Tag an war seine Maske gefallen. Er schämte sich seiner Emotionen und Ängste nicht mehr. Wir weinten und lachten miteinander. Hin und wieder sagte er: „Gehst du bitte mal zu meinen Füßen. Dann kann ich besser weinen!“
Oder einfach nur: „Zeit für die Fußpflege!“
Es ist gar nicht so einfach, seinen Füßen zuzuhören. Sie sind gewohnt, allein zu gehen. Wir können mit unseren Gedanken ganz woanders sein, unsere Blicke umherschweifen lassen – unsere Füße gehen einfach. Wenn sie uns nicht weh tun, beachten wir sie gar nicht weiter. Die Gedanken bei einem Spaziergang auf das zu konzentrieren, was uns unsere Füße erzählen können, ist nicht leicht. Immer wieder sind wir mit dem Kopf woanders.
„Das ist ganz schön anstrengend!“ höre ich auf meinen Seminaren immer wieder, wenn ich die Teilnehmer auf so einen Weg geschickt habe. Dabei liegt die große Lebensweisheit in einem einzigen Schritt verborgen. Ich bin diesem wunderbaren Geheimnis beim Schreiben meines Buches „Nichts-Nutz“ auf die Spur gekommen.
Wenn ich einen Schritt beginne, hebe ich ein Bein an.

Dabei trägt mein Fuß den Schuh. Wenn ich den Schritt beende, setze ich mein Bein auf, und dabei trägt der Schuh meinen Fuß.
In einem einzigen Schritt: tragen und getragen sein. Nur wenn beides passiert, komme ich einen Schritt weiter!
Ich kann nicht nur eines von beiden tun. Dabei hänge ich entweder in der Luft – ein andauernder einbeiniger Balanceakt, oder ich stehe still und komme nicht weiter. Ich kann nicht alles und immer tragen. Ich muß mich auch getragen fühlen und dieses Getragenwerden zulassen können.
Vergeßt die Füße nicht, wenn ihr einen kranken Menschen besucht!
Ich kann oft nicht direkt helfen, wenn Traurigkeit und Not dastehen. *Seelsorge* ist nicht einfach. Pseudotröstungen machen oft mehr kaputt als gut.
„Das wird schon wieder!" hilft mir im Moment der Bodenlosigkeit nichts. Ganz im Gegenteil! Es klingt fast wie Spott.
Über die *Leibsorge* komme ich aber auch an die Seele heran. Die „Fußpflege" war mir schon oft ein hilfreiches Gebet in der Trauerzeit eines schwerkranken Menschen. Besonders bei alten Menschen, die monatelang im Bett zubringen, waren die Füße Zugang für eine tiefe Offenheit und tragendes Vertrauen.

Ich habe aber auch eine andere Fußgeschichte erlebt, die ich erzählen will. Ich glaube, sie ist gerade in diesem Buch wichtig.
Es war mein vierter Tag in St. Raphael. Es ging mir schlecht. Immer wieder kam es zu Krampfanfällen. Immer wieder war ich bewußtlos. Herta, eine junge Ärztin,

hatte Dienst. Um mein Bett brach zusehends Hektik aus, die vor allem von Herta ausging. Sie fand keine Vene mehr in meinen Armen. Um die Anfälle zu stoppen, suchte sie nun ein Blutgefäß an meinem Rist. Ein fürchterliches Brennen zog in meinem ganzen Bein hoch.

„Was ist das für ein Mittel?“ fragte ich und versuchte, meinen Fuß wegzuziehen, was meine Muskeln aber nicht mitmachten.

„Es ist gleich vorbei!“ war die Antwort von Herta. Es war *keine* Antwort auf meine Frage!

Die Vene hielt nicht. Der zweite Fuß mußte herhalten. Hier tat es nicht mehr weh. Aber ich merkte, daß die Hektik mich mitzureißen begann. Ich konnte mich nicht mehr entspannen, nicht recht beruhigen. Die Anfälle hörten auch deshalb nicht auf. Gerade deshalb – so schien es mir zunehmend.

Eine ältere, erfahrene Anästhesistin kam herein. Sie stand ruhig an meinem Bett. Unterbrach alle anderen Aktionen kurz und bestimmt. Dann setzte sie mir einen kleinen Laser als Akupunktur unter der Nase an und erklärte mir ruhig, daß das helfen würde. Ich sollte gleichmäßig atmen, mich entspannen. Ich merkte einen neuen Anfall aufsteigen. Ich wurde wieder nervös. Sie behielt mich im Auge. Ganz ruhig.

„Vielleicht schaffen wir es doch. Loslassen. Es ist nicht tragisch, wenn der Anfall kommt. Aber er muß ja nicht.“

Ihre Stimme war wie ein Streicheln. Der Anfall blieb aus.

Die Ärztin erklärte auch der Kollegin und der Schwester den Vorgang. Dann mußte sie wieder weg.

Leider hatte offenbar niemand von den Umstehenden verstanden, was sie und vor allem *wie* sie geholfen hatte. Die Hektik brach erneut aus. Ich hatte große Probleme, mich nicht wieder mitreißen zu lassen. Aber ich hatte verstanden und preßte meinen Daumen auf den gewissen Punkt und konzentrierte mich auf meine eigene Ruhe. Herta war immer noch in ihrer Spitalserfahrung gefangen. Auch ihre Nichtantwort auf meine Frage war typisch dafür. Die assistierende Schwester kam auch von einem Krankenhaus. Die Reaktionen waren die altbekannten, die klassisch vorkommenden.
Unser Hospiz ist noch neu. Es war damals ja gerade zehn Tage offen. Und die Menschen mußten und müssen erst lernen, eine Medizin der besonderen Art zu praktizieren. Es hat mir nur leid getan, daß Herta diesen lehrreichen Unterricht der älteren Kollegin nicht umsetzen konnte. *Für mich als Patientin war das ein Erlebnis von Tag und Nacht.* Ich spürte am eigenen Leib auf sehr deutliche Weise, was Hospiz ist und was nicht.
Ich merkte auch, daß dieses Erlebnis mich tief betroffen gemacht hatte. Mehrere Wochen tat mir der eine Rist weh, und die Beinvene entzündete sich. Meine Seele rebellierte gegen Hertas Behandlung recht massiv. Es war aber auch eine heilsame Erfahrung. *Hospiz muß wachsen. Es ist nicht perfekt. Es ist menschlich!*
Und dann menschelt es halt auch da und dort. Durch Hertas Hektik erfuhr ich auch in aller Stärke, wie die Ruhe der anderen Ärztin wohltat. Und das machte sie zu einem besonderen Erlebnis und nicht zur Selbstverständlichkeit.
Ich konnte viel darüber nachdenken bei meiner eigenen Fußpflege.

Rückendeckung

Ich hatte Vera bei einem meiner Vorträge kennengelernt. Das war nun über ein Jahr her. Jetzt erschrak ich, als ich sie wiedersah. Das heimtückische Aids hatte sie ausgezehrt, sich in unzähligen Geschwüren durch ihre Haut gefressen. Da lag Hiob vor mir, kam mir sofort in den Sinn.

Da ich selber auf der Nachbarstation in Behandlung war, konnte ich Vera jeden Tag besuchen. Eines Tages kam ich ins Zimmer, und Vera saß quer am Bettrand, hatte ihre dünnen Arme aufgestützt und starrte auf ihre verbundenen Beine hinunter. Sie hob den Kopf nicht, als ich hereingekommen war. Ich setzte mich schweigend auf einen Stuhl ihr gegenüber und schaute sie an. Plötzlich riß sie ihren Kopf hoch und funkelte mich verärgert an.

„Schau nicht so! Ich halte deinen Blick nicht aus!" rief sie. Dann starrte sie wieder vor sich hin.

Nach einer Weile fielen ihre Augen verzweifelt in meinen ratlosen Blick.

„Verzeih, ich halte das nicht mehr aus!"

Sie konnte ihre Augen nicht aufrechthalten. Irgendwas quälte sie unsagbar. Ich spürte auch Scham in dieser tiefen Not. Immer noch hatte ich kein Wort gesprochen. Was sollte ich auch sagen?

Ich stand schließlich auf, ging um das Bett herum und setzte mich auf der anderen Seite ebenfalls quer zur Kante. Ich rutschte weiter hinauf, bis ich meine Beine vom Boden weg hatte. Langsam merkte ich, wie Vera ebenfalls weiter heraufrutschte. Unsere Rücken fanden sich.

Unwillkürlich richteten wir beide uns auf, lehnten aneinander. Wärme breitete sich aus, umarmte meine Schultern.
Wer stützte wen? Wer lehnte an wem? Keiner von uns tat das eine oder das andere. Beide waren wir zugleich Lehne und Haltsuchende. Keiner war stärker … keiner war schwächer. Ganz unwillkürlich atmeten wir tief durch. Lange war es ganz still.
Mit einem Mal begann Vera zu erzählen. Zuerst stockend, leise, jedes Wort schien ihr Qualen zu bereiten. Dann wurde sie lauter, schrie manchen Satz heraus. Sie begann zu weinen, schluchzte laut auf.
Ihre Lebensgeschichte wurde zu einer riesigen Anklage gegen Gott und die Welt. Dazwischen brach eine erbarmungslose Selbstanklage herein. Ich war jetzt selber froh, ihr nicht in die Augen schauen zu müssen. Meine Hände verkrallten sich ineinander, bis es schmerzte. In mir schrie auch alles.
Das erste Mal wurde mir bewußt, wie grausam der soziale Tod ist, den Aids-Kranke sterben – lange bevor sie wirklich tot sind. Das „Tal der Aussätzigen“ tat sich auf wie ein Höllenschlund. Ich schämte mich mit einem Mal sosehr! Lautlos rannen heiße Tränen über meine Wangen. Ich mußte an ein Plakat denken:
„Bekämpft Aids und nicht Menschen mit Aids!“
Wut und Zorn krochen in mir hoch, mir wurde kalt. Tief in meinem Bauch schrie ich mit Gott.
Beide sanken wir vorneüber und berührten uns am Rücken nur noch ein kleines Stück.
Veras Weinen wurde ruhiger. Ich merkte auch bei mir, wie die Stille nach dem Sturm mich wieder durchatmen ließ.

„Hast du noch ein Taschentuch?" fragte Vera schließlich.
Ich gab ihr eines über die Schulter.
„Mein Großvater hatte Taschentücher, die waren aus Stoff. Ganz bunt und sehr groß. Als Kind konnte ich sie als Halstuch benutzen. Habe ihm manches abgebettelt, weil das total schick war. So ein lässig geknotetes Tüchl um den Hals. Die Oma hat sich immer gewundert, wieso Opa so viele Taschentücher verlor. Das war unser Geheimnis." Ich mußte bei dieser Erinnerung einfach lächeln.
„Meine Großmutter stickte wunderschöne Monogramme auf Spitzentaschentücher. Das war ihr ganzer Stolz. Ich hatte eine Menge davon. Nur zum Naseputzen nahm ich sie nie. Die waren viel zu schade. Ich steckte mir dazu heimlich ein Stück Klopapier ein!" Vera lachte.
Ehe wir recht wußten wie, waren wir in Kindheitserinnerungen vertieft und erzählten abwechselnd abenteuerliche Begebenheiten.
Ich stand dazu auf und kam ums Bett herum. Jetzt brauchten wir schließlich Hände und Füße, um unsere Berichte anschaulich zu machen. Wir lachten Tränen.
„Das Leben ist schon eine tolle Sache!" sagte Vera plötzlich. Wir schauten uns an – einen Augen-blick lang schweigend. Horchten diesen Worten nach.
Dann fielen wir uns weinend um den Hals.
„Eine Beichte ist wie Erlösung!" sagte Vera.
„Sie *ist* Erlösung!" sagte ich.
Am nächsten Tag starb Vera. Sie war ruhig eingeschlafen.
Ich hatte viel gelernt von Vera. Vor allem, was Rückendeckung bedeuten kann. Manchmal ist es eben wichtig,

Freiraum zu schaffen und trotzdem Nähe zu vermitteln. Unser Rücken ist sensibel. Jede Bewegung des anderen wird gespürt. Wärme breitet sich aus. *Keiner ist stärker als der andere.* Einsamkeit ist aufgehoben, und ich kann trotzdem allein sein. Mein Blick ist frei, ich kann durchatmen. Niemand versperrt mir die Sicht. Ich darf meine Scham entblößen. Meine Intimsphäre bleibt gewahrt. Ich stehe nicht mit dem Rücken zur Wand. Meine Hilflosigkeit hat Halt bekommen. Ganz zart. Ich selbst kann entscheiden, wie sehr ich mich anlehne und auch wie sehr ich bereit bin, den anderen zu halten.
Ich stehe mir selbst gegenüber und bin doch gestützt.

Es gibt Menschen, die sich einfach schwertun, sich aufzumachen, im Beisein eines anderen zu weinen, Angst haben vor Berührung und sich sofort eingeengt fühlen. Oft schon hat mir Veras Schule hier geholfen.

Ich lasse meine Seminarteilnehmer gerne einmal Rücken an Rücken mit geschlossenen Augen tanzen. Obwohl die Tanzfläche ganz bewußt sehr klein gehalten wird, gibt es keine Rempeleien. Hin und wieder ein sanftes Anstreifen von Paaren. Es kommt auch nicht darauf an, daß jemand gut tanzen kann. Hier ist der beste Tänzer dem Nichttänzer gleich. Es gibt keinen, der führt, und keinen, der geführt wird. Ob sich die Partner an den Händen halten oder nicht – sie sind einander sehr nahe, denn der ganze Rücken wird gedeckt. Jede Bewegung des anderen wird wahrgenommen. Das Bedürfnis, behutsam miteinander umzugehen, ist sehr groß. Und selbst die unruhigsten Jugendlichen werden sehr schnell ganz ruhig.

Manche anfängliche Hemmung entspannt sich zusehends, und einem unsicheren Lachen folgt ein deutliches Genießen. Der gemeinsame Takt ist wichtig.
Freilich kommt es – wenn auch ganz selten – vor, daß sich ein Mensch absolut nicht entspannen kann und sich unwohl fühlt bei dieser Übung. Für mich ist das immer ein erschütterndes Alarmsignal. Es erfordert meine ganze Aufmerksamkeit und Einfühlung, daß beim weiteren Seminarverlauf diese Blockade vielleicht doch noch aufgeht. Die Freude, wenn es gelingt, ist für alle unbeschreiblich groß. Wenn es einmal trotz allem nicht gelingt, dürfen wir lernen, was es heißt, Grenzen zu akzeptieren. Diese Lehre betrifft mich als Seminarleiter genauso wie die übrige Gruppe.
Die wichtigste Erfahrung für mich ist immer noch das Wunder, daß wir nichts erleben, was nicht zugleich ein Lernen ist.

Willenserklärung

Nicht ganz unbegründet macht uns die heutige Apparatemedizin oft Angst. Was zum einen ein Segen ist, ist zum anderen erschreckend. Was ist noch machbar? Wo sind die Grenzen? Werden Grenzen überhaupt akzeptiert?...
Die Fragen richten sich nicht nur an den Ärztestand, sie sind an uns alle gestellt! Wie oft sind wir selber nicht bereit, das Sterben eines uns liebenden Menschen anzunehmen? Wie oft wollen wir das einfach nicht wahr-haben? Dann aber machen uns die Maschinen der Intensivstationen Angst, vermitteln ein Roboterdasein. Wer will da beurteilen – verurteilen?
Ich glaube, daß ein Teil unserer Sterbensangst und Todesverdrängung heute mit dieser unbeantworteten Frage zusammenhängt. Das Sterben hat so oft ein entmenschtes Gesicht, der Tod ist so fremd geworden. Wir kennen ihn in vielfältigster Weise aus Film und Fernsehen, aber wenn wir ihm selbst gegenüberstehen, ist er uns total fremd.
Die Ungewißheit macht uns Angst. Wie sieht mein Tod aus? Sekundenkurzes Herausgerissenwerden aus dem Leben, langsames Sterben? Jung oder alt? Bin ich noch Herr meiner Sinne, oder kann ich nichts mehr tun und sagen? Entscheide ich über meine letzte Lebenszeit, oder wird über mich entschieden? Und wer tut es? Wer übernimmt meine immer noch unausgesprochenen Wünsche? Habe ich überhaupt jemals darüber nachgedacht, was ich im Fall des Falles für mich entschieden haben möchte? Nein, ich doch nicht! Sterben tun immer die

anderen. Ich nicht! Nicht jetzt! Ich bin doch jung und gesund…

Daß diese Rechnung nicht aufgeht, wissen wir. Wider besseres Wissen reagieren wir aber trotzdem so. – Oder auch nicht!

Eine Art Rückendeckung, die ich mir selbst beizeiten schaffen kann, bietet die *„Internationale Gesellschaft für Sterbebegleitung und Lebensbeistand"* (IGSL) an. Die IGSL hat eine sogenannte Willenserklärung oder Patientenverfügung formuliert. Ich kann diesen Grundtext auf meine ganz persönlichen Wünsche abwandeln, festschreiben und bei Bürgen hinterlegen. Der Text läßt sich auf vier Seiten, also ein einfach gefaltetes Blatt in Paßgröße, schreiben und im Ausweis mitnehmen.

Eine solche Willenserklärung kann im Fall des Falles eine wesentliche Entscheidungshilfe für einen behandelnden Arzt und die Angehörigen sein. Sie kann auch für diese Menschen zur Rückendeckung werden. Für Mitglieder der IGSL übernimmt auch auf Wunsch ein Arzt der Gesellschaft die Bürgschaft. Aus diesem Grund und für weitere Informationen möchte ich hier die Adressen der IGSL angeben:

In Deutschland: IGSL, Im Rheinblick 16, 55411 Bingen/Rhein 1, Tel. 0 67 21/10 3 28

In Österreich: IGSL, Pramergasse 14, 1090 Wien, Tel. 0 22 2/310 36 10.

Im *Begleitbrief* der IGSL zur Willenserklärung für Österreich stehen folgende Erläuterungen:

• Die Willenserklärung ist als eine schriftliche Erklärung zu verstehen, in der der (künftige) Patient darum ersucht, im Falle einer „an sich" unmittelbar zum

Tode führenden Erkrankung, Verletzung oder irreversiblen (nicht rückgängig zu machenden) Bewußtlosigkeit auf eine künstliche *lebensverlängernde* medizinische Maßnahme zu verzichten.
Weiters sollen für eine derartige Situation alle Möglichkeiten der Schmerzbekämpfung (ungeachtet der Möglichkeit einer eventuellen Lebensverkürzung) zugunsten des Patienten genutzt werden.
In angloamerikanischen Rechtskreisen ist dafür der Ausdruck „*Living Will*" geprägt worden. Im deutschsprachigen Raum werden Begriffe wie

- Letztverfügung
- Patientenverfügung
- Patiententestament oder
- Willenserklärung

verwendet.

• Diese Verfügung kann aber *nicht* als Testament angesehen werden, weil ja darin keine Verfügung für die Zeit *nach* dem Eintritt des Todes getroffen wird.
Der Ausdruck „Patiententestament" oder „Willenserklärung" wird hier dennoch verwendet, weil damit

1. der unmittelbare zeitliche und sachliche Zusammenhang mit dem Tod des Patienten ausgedrückt wird und
2. deutlich von denjenigen Erklärungen unterschieden wird, die der Patient vor *jeder* unmittelbar bevorstehenden medizinischen Behandlung (außer bei Gefahr im Verzug) abgeben muß.

• Der Betroffene zeigt damit deutlich seine *Ablehnung* medizinischer lebenserhaltender Maßnahmen und will den „natürlichen" Verlauf seiner Krankheit und des damit eintretenden Sterbens nicht verhindert sehen.

• Grundsätzlich kann so eine Erklärung im Bedarfsfall, wenn der Patient geistig und körperlich in der Lage ist, dem Arzt mündlich mitgeteilt werden. Jeder Mediziner *muß* diese Entscheidung respektieren, denn jede ärztliche und medizinische Behandlung (Therapie) darf *nur* mit der Zustimmung des Patienten erfolgen.
Da aber der Betroffene die Entscheidung für den Fall einer *Erklärungsunfähigkeit* (z. B. Bewußtlosigkeit) trifft, ist diese Erklärung also schriftlich niederzulegen. Grundsätzlich ist die inhaltliche Gestaltung dem Verfasser freigestellt, aber die Formulare der IGSL sollen der Hilfe, der Vereinfachung und der Klarheit dienen.

• Das Ausfüllen der Willenserklärung soll mit einer ganz bewußten Auseinandersetzung mit dem eigenen Sterben und Tod einhergehen. Das Sterben ist der wohl entscheidendste Abschnitt im Leben eines Menschen, der ja die Trennung von Sein und Handeln mit sich zieht, und dies soll daher sehr bedacht geschehen.
Durch die moderne Medizin und ihre Technik wird allerdings dieser natürliche Prozeß sehr oft erheblich beeinflußt, was nicht immer mit Würde und Humanität und im Interesse des Betroffenen geschieht.

• Die Frage nach der bindenden Wirkung des Patiententestamentes oder der Willenserklärung stellt sich also *nur* dann, wenn der Patient nicht in der Lage ist (z. B. bewußtlos ist), seine Erklärung abzugeben. Die entscheidende Frage ist, ob nun in so einem Fall der schriftlichen Willenserklärung eines Patienten die bindende Wirkung zukommt oder nicht.

• Die Willenserklärung oder das Patiententestament ist nur ein *widerlegbares Indiz* dafür, welche Entscheidungen der Patient – wäre er bei Bewußtsein – treffen würde.

Dies kann natürlich kritisiert und gegenargumentiert werden.

- Die bindende Wirkung ist davon abhängig, ob zwischen der Erklärung in Form einer Willenserklärung und unmittelbar vor Verlust des Bewußtseins abgegebenen Erklärungen des Patienten Unterschiede bestehen, die eine unterschiedliche rechtliche Behandlung rechtfertigen. Weiters muß genau überprüft werden, ob der Patient in der Erklärung vom Arzt „*Aktives Tun*“ oder *Behandlungsunterlassung* wünscht.

Dies bedeutet, wenn vom Arzt gefordert wird, bestimmte Behandlungsformen zu unterlassen, oder an ihn der Wunsch nach passiver Sterbehilfe gerichtet ist, hat der Arzt keine strafrechtliche Verfolgung zu befürchten.

- *Die IGSL spricht sich ausdrücklich gegen jede aktive Sterbehilfe aus.* Dem Wunsch nach aktiver/direkter Euthanasie (Sterbehilfe) kann und darf der Arzt nach österreichischer Gesetzgebung nicht Folge leisten (§ 77 StGB Tötung auf Verlangen, § 78 StGB Mitwirkung am Selbstmord).
- Die Willenserklärung soll auch eine *zusätzliche Entscheidungshilfe* sein und als Wille eines *selbstbestimmungsfähigen* Menschen anerkannt werden.

Für jeden Mediziner muß der Wille eines Patienten bindend sein! Eine Behandlung gegen die Entscheidung des Patienten ist gemäß § 110 StGB als eigenmächtige Heilbehandlung als stafbar anzusehen. Lediglich dann, wenn unabweisbare Maßnahmen (z. B. bei akuter Lebensgefahr) gesetzt werden müssen und die Zustimmung des Patienten nicht eingeholt werden kann (z. B. Bewußtlosigkeit), wird der Arzt zur Behandlung verpflichtet!

- Damit diese Willenserklärung auch ihre Wirksamkeit

nicht verfehlt, appelliert die IGSL an die *Garantenpflicht der Mediziner.* Gemäß § 22 (1) des Ärztegesetzes ist der Arzt dazu verpflichtet, nach dem Wunsch des Patienten, nicht „irgendwelche", sondern genau die „nach Maßnahme der ärztlichen Wissenschaft und Erfahrung" dem „Wohl des Kranken" dienenden Maßnahmen zu setzen.

• Wenn ein Kranker außerstande ist, im Krankenhaus oder Pflegeheim einen Arzt nach freier Wahl auszusuchen, ist ihm nicht zuzumuten, sich einer Behandlung unterziehen zu müssen, die nicht seinem Willen entspricht.

• Zum Wohlbefinden eines Patienten soll dem Wunsch nach Unterlassung einer Behandlung auch Folge geleistet werden.

Die Willenserklärung mit dem jeweils jüngsten Datum ist die gültige. Es empfiehlt sich, vor außerordentlichen Geschehnissen (Reisen, Operationen ...), aber auch bei Adressenänderungen im Dokument die Gültigkeit mit Datum und Unterschrift zu erneuern und eventuell Korrekturen vorzunehmen. Auch sollte, um Klarheit zu schaffen, eine möglichst *genaue Formulierung* des Letztwillens getroffen werden.

• Die Verfügung kann jederzeit aufgehoben oder verändert werden! Bei mehrmaligen Veränderungen empfiehlt es sich, eine *neue* Willenserklärung anzufordern, auszufüllen und die alten Exemplare zu vernichten!

• Damit die Willenserklärung im Ernstfall ihrem Zweck nachkommen kann, sollte sie zu jeder Zeit verfügbar sein. Daher ist zu empfehlen, einen gleichlautenden Ausweis bei sich zu tragen und ein weiteres Dokument andernorts zu deponieren.

• Die Verfügung mit dem Begleitschreiben kann für IGSL-Mitglieder *kostenlos* bestellt werden. Sie wird in einfacher Ausfertigung zugesandt. Wir schlagen vor, die ausgefüllte Willenserklärung und je eine Fotokopie, auch im Falle einer Änderung (mit Ihrer Originalunterschrift), an Ihren Hausarzt, einen Bürgen, die IGSL und Ihren Seelsorger zu senden.

Unter Mitarbeit von Ärzten, Pflegepersonen und Juristen wurde von der IGSL eine gültige und persönlich ergänzbare Willenserklärung formuliert, die durch die vorne angegebenen Adressen gerne an Mitglieder zugeschickt wird. Informationsmaterial dazu kann jeder Interessierte bekommen.

Betonen möchte ich hier noch, daß die IGSL *nicht* mit der „Deutschen Gesellschaft für humanes Sterben" (DGHS) verwechselt werden darf! Die IGSL ist Mitträger der Hospizbewegung. Sie bietet Hilfe und Beistand *beim* Sterben.

Die DGHS wie auch EXIT in der Schweiz verhilft *zum* Sterben. Sie streben einen Freibrief für Euthanasie, also zu Mord und Selbstmord, an.

Die einen rüsten eine Seilschaft für den Weg zum Gipfel aus. Die anderen bieten um viel Geld einen billigen Strick an, an dem sich der Kranke aufhängen kann. Als Spezialservice wird der Strick geknotet geliefert!

Die Entscheidung liegt bei mir. Deckt mich ein Mensch mit seinem Rücken, bin ich nicht allein. Dazu muß ich mich aber aufsetzen und mich anlehnen. Zugleich selbst stützen. Üben läßt sich die Rückendeckung jederzeit. Nicht erst, wenn ich todkrank bin!

Auf ein Wort

Mit Freude bin ich auf zwei Aussagen von Papst Johannes Paul II. gestoßen, die sich mit der Hospizbewegung befassen. Sie sind zugleich Anlaß, daß ich hier auch einigen Mißverständnissen entgegenwirken kann, denen ich immer wieder auf meinen Vortragsreisen begegne. Im „Sozialhirtenbrief" schreibt der Papst im Punkt 113:

„Menschenwürdiges Sterben: Für die letzte Lebensphase halten manche schon das Angebot des schönen Todes (Euthanasie) bereit. Wie am Beginn, so soll auch am Ende des Menschen über sein Leben verfügt werden. Die Kirche verurteilt solche Versuche ausnahmslos. Sie muß aber gleichzeitig mit dafür Sorge tragen, daß Menschen auf ein Sterben in Würde vorbereitet werden und den Tod aus der Kraft des Glaubens annehmen können. Viele wünschen zu Recht, im Kreise ihrer Angehörigen, menschenwürdig und medizinisch ausreichend versorgt, sterben zu können. *Wir begrüßen, daß auch in Österreich Hospize entstehen, in denen dies möglich ist.* Es gilt, dafür Wohnungen zur Verfügung zu stellen und auch die erforderlichen sozialpolitischen Voraussetzungen zu schaffen. So wie Eltern ihre Kinder zur Welt bringen, sollen Kinder ihrerseits ihre Eltern aus der Welt begleiten können."

Wir sollten dabei auch der Tatsache nicht aus dem Weg gehen, daß Eltern ihre Kinder ebenfalls im Sterben begleiten und zu Grabe tragen müssen. Ich möchte das einfach hier angefügt wissen.

Beim Ad-limina-Besuch der deutschen Bischöfe 1992 ging Johannes Paul II. ganz konkret auf das Thema „Sterbebegleitung“ ein. Als eine besondere christliche Herausforderung in Europa sieht der Papst die Frage, *wie künftig mit Sterbenden umgegangen wird* und ob es auch der katholischen Kirche gelingen wird, eine *gute Kultur der Sterbebegleitung* zu entwickeln:
„Mein Dank und unser aller Ermutigung gilt jenen Christen, die den alten und zugleich hochaktuellen Gedanken der Hospizbewegung wiederbeleben. *Wichtiger als der Bau oder Erwerb eines weiteren Krankenhauses in katholischer Trägerschaft*, in dem gute Ärzte mit modernsten Geräten operieren können, *und wichtiger als etwa die erneute Renovierung eines Tagungshauses wird künftig die Förderung von Institutionen sein, die sich für die... Sterbebegleitung einsetzen.*“ Deutschland brauche Hospize als *„Inseln der Humanität“*, fügte der Papst hinzu.

Immer wieder werde ich gefragt, was es denn einen Patienten koste, von einem Hospiz betreut zu werden? Für den Sterbenden und die betroffene Familie kostet es *nichts! Geld ist niemals das Kriterium einer Betreuung oder Aufnahme in das Hospiz.* Der Zustand des Kranken, sein Einverständnis und die familiäre Situation geben den Ausschlag. Ein Hospizbett ist wesentlich billiger als ein Spitalsbett. Trotz des hohen Personalaufwandes. Vergessen wir nicht, daß gerade hier das Heer der freiwilligen Helfer enorm sparen hilft!
Ohne Geld kann natürlich kein Hospiz arbeiten. Diese Mittel müssen zum Teil von Spenden getragen sein. Keinem Patienten wird aber eine Rechnung gelegt!
Wie der Papst richtig feststellt, ist auch die Sozialpolitik

massiv aufgerufen, hier mitzuhelfen!
Einer zweiten Frage stehe ich immer wieder gegenüber: Ist Hospiz eine kirchliche – eben katholische – Einrichtung?
Nein! *Hospiz ist immer überkonfessionell zu führen.* Der Sterbende steht im Mittelpunkt. Es gibt keine katholische Eroberungsseelsorge, sondern eine Leib- und Seelsorge, wie der Kranke es wünscht! Diesen Grundsatz hat sich auch eine katholische Trägerschaft zu Herzen zu nehmen, will sie ein Hospiz aufbauen! *Im Hospiz lebt Ökumene in der vielleicht umfassendsten Toleranz und gegenseitiger Wertschätzung.* Um es mit dem Bild unserer Bergwanderung zu vergleichen:
Auf der Schutzhütte brauche ich keinen Paß und keinen Religionsnachweis. Im Schmerz, in der Trauer und in der Angst begegnen einander Menschen aller Religionen und Völker und verstehen sich auch!
Am eindringlichsten hat mir das eine Dokumentation über ein Hospiz in Südafrika gezeigt. Dort gibt es keine Apartheid mehr. Sie hat nie existiert. Auch nicht in der Arbeit des ambulanten Teams.
Wenn ich erlebe, was zwei leere Hände an einem Sterbebett vermögen und welche urmenschliche Kraft da wirksam werden kann mit dem einen Gotteswort „Ich bin da!", dann bricht in mir selbst ein unerschütterlicher Optimismus auf. Ich vertraue Gott und traue uns Menschen zu, die Ehrfurcht vor dem Leben nicht zu verlieren.
Vielleicht ist es ganz einfach so, daß wir ohn-mächtig werden müssen, damit wir ganz Mensch sein können. Macht – und sei sie noch so klein – vertragen wir nicht. Diese Droge macht so schnell süchtig und verändert die

Persönlichkeit und vor allem den Charakter zusehends. Je größer die Dosis, umso giftiger. Eine alte Weisheit. *Sterben geht uns alle an!* Nicht irgendwann und irgendwo. Jetzt und heute und da, wo ich gerade in meinem Leben stehe. Dazu braucht es keinen Schwer-mut, sondern die natürliche De-mut eines bewußten Menschseins. So mancher meint, im Über-mut ein Über-mensch sein zu müssen. *Mit Mut Mensch sein ist Fülle des Lebens.* Ich baue daran ohne jeden Über-bau. Dann brauche ich mich auch nicht darunter zu verkriechen und nicht dahinter zu verstecken. Ich kann mein Leben wahr-nehmen! Um das zu be-greifen, ist es gut, zwei leere Hände zu haben…

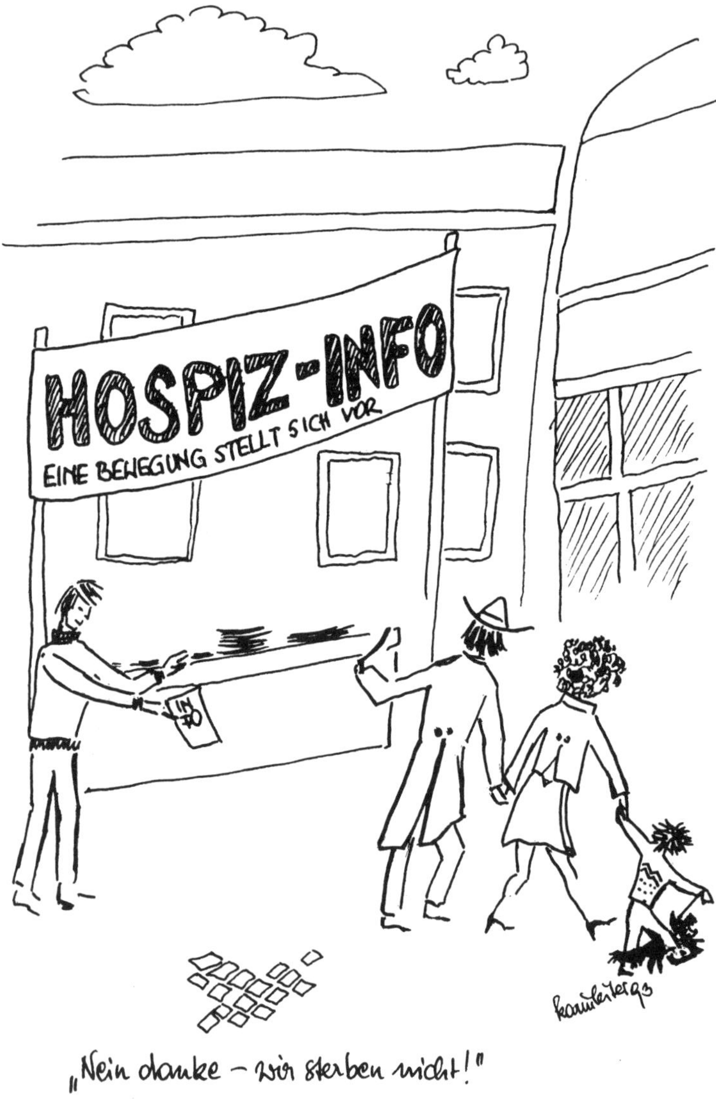

„Nein danke – wir sterben nicht!"

Der Letzte-Hilfe-Kurs

Ich habe schon einmal davon gesprochen, daß es sicher gut wäre, ähnlich der Ersten Hilfe auch über eine Letzte Hilfe nachzudenken. Mit meinen Berührungsängsten kann ich umgehen lernen, sie abbauen, mich berühren lassen. Ich kann meine Ängste anschauen lernen, sie benennen, mich von so manchem befreien...

Was immer ich lernen will, wirklich lernen will, muß ich selbst entscheiden. Wir pauken nicht für eine Note wie in der Schule, wir sollten uns auch nicht durchschwindeln wie beim Erste-Hilfe-Kurs in der Fahrschule. Vielleicht hat uns gerade das Sterben eines Menschen so betroffen gemacht, daß wir das erste Mal wirklich auch über unser Leben nachzudenken beginnen. Eine Ausbildung für Lebensbegleitung im Sterben ist vor allem einmal eine *Lebensschule*, die mir selber viel bringen kann. Die Angebote sind vielfältig – aber auch zum Teil vielfältig fragwürdig. Die Entscheidung und Information steht aber weit offen. Ich finde es wichtig, daß das Tabu um unsere Sterblichkeit langsam fällt und die Gesprächsbereitschaft steigt. Der erste wesentliche Schritt ist damit getan.

Daß das Thema Krankheit und Sterben auch an den Pflichtschulen zunehmend Platz bekommt und nicht mehr totgeschwiegen wird, ist besonders erfreulich. In zahllosen Diskussionen mit Schülern aller Altersstufen habe ich selbst dabei viel gelernt. Ich bin dankbar für die oft nicht einfache Offenheit der Kinder und Jugendlichn. Sie haben mich in vielfältigster Weise herausgefordert, Sprache zu finden und ehrlich zu sein – zu ihnen

und zu mir selbst.
Von einem Schüler, dessen Vater Polizist in Wien ist, erfuhr ich, daß es auf den Wiener Wachstuben ein Informationsheft für den Trauerfall gibt. Ich habe mir daraufhin sofort so ein Heftchen besorgt. In einer Großstadt ist es ganz hilfreich, wenn ich über Amtswege, Formulare, Bestattungswesen, Zuständigkeit usw. informiert bin. Dieses Heft ist eine gute Idee. Aber wie so oft bei guten Ideen: es ist nicht bekannt, daß es so etwas gibt. Eine solche Information gehört zu einem Letzte-Hilfe-Kurs mit dazu. Die Idee von Wien ist zur Nachahmung empfohlen!

Dr. Saunders legt sehr bewußt ein großes Gewicht in die Ausbildungsarbeit eines Hospizes. Nicht nur die Mitarbeiter brauchen eine gute Aus- und Fortbildung, sie sind auch dazu aufgerufen, ihr Wissen weiterzugeben. Das Hospiz ist keine elitäre Einrichtung, die sich für das Sterben geradezu allein zuständig fühlt. Hospiz hat eigentlich als großes Ziel, sich selbst entbehrlich zu machen. Die Vision von Saunders geht dahin, daß Lebensbegleitung bis zum Tod selbstverständlich zu einem menschlichen Miteinander gehört. Hospize sollten hinführen, daß *jeder von uns* seinen Platz einnimmt. *Wir brauchen Hospize, um alle miteinander zu lernen!* Vortrags- und Ausbildungstätigkeit über den Hospizbereich hinaus wird von der Hospizbewegung als wichtig und sehr förderungswürdig gesehen. *Jedes Hospizteam ist zugleich auch Ausbildner für Lebensbegleitung.*
Auch aus diesem Grunde entsteht dieses Buch. Solange es meine Kraft noch zuläßt, werde ich mit Gottes Hilfe weiterhin Seminare und Vorträge halten, im direkten

Kontakt mit Menschen jeden Alters und jeder Herkunft meine Erfahrungen an unzähligen Sterbebetten und vor allem mit meinem eigenen Leben im Sterben weitergeben. Zugleich aber weiß ich ganz genau, daß meine Grenzen immer enger werden. Dieses Buch braucht mich nicht mehr, wenn es erst einmal fertiggeschrieben sein wird. Es kann für sich eine Spur hinterlassen und Menschen erreichen. Ich habe so unendlich viel geschenkt bekommen in dieser Arbeit. Ich versuche einfach, von dieser Fülle etwas weiterzuschenken. Wer sich etwas davon nehmen will, soll es tun.
Mir selbst ist sehr wohl bei dem Gedanken, nichts mehr in der Hand zu haben. Damit habe ich zwei leere Hände. Was brauche ich mehr?

Nicht gebraucht zu werden, ist manchem ein Schreckgespenst. Ich habe erfahren dürfen, wie wichtig es aber ist, auch hier loslassen zu können. Ich bin einmalig und einzigartig. Niemanden gibt es zweimal auf dieser Welt – welche Schöpfungsphantasie!
Aber ich bin nicht unentbehrlich! Und ich sollte mich nicht unentbehrlich machen! Ich nehme damit Menschen die Chance zur Eigenentfaltung und mir selbst auch den persönlichen Freiraum, den ich brauche, um wirklich Ich zu sein. Selb-ständigkeit ist not-wendig, um lebensfähig zu sein. Den Standpunkt meines Lebens kann nur ich einnehmen. Zugleich kann ich nicht das Leben eines anderen leben. Und das ist gut so! Gott hat mir zugetraut, daß ich leben lernen kann und mein Leben lebe zusammen mit der ganzen Schöpfung. Wenn ich mir selbst hin und wieder etwas nicht zutraue, vertraue ich auf Gott, daß sich ein Weg finden läßt. Un-

zählige Male hat Er mir ein Seilende zugeworfen und mir einfach zugetraut, daß ich es fange.
Vertrauen macht Mut. Das zeigt sich auch zwischen uns Menschen. Wir gestehen einander Würde und Achtung zu, wenn wir uns Vertrauen schenken. Zugegeben, oft braucht es eine ordentliche Portion Lang-mut dabei. Ich habe dazu ein Leben lang Zeit, Vertrauen aufzubauen und mich im Fangen von Seilenden zu üben!
Im Gebet habe ich gelernt, daß es *immer* auch Ant-wort auf mein Wort gibt. Ich konnte nur lange Zeit nicht sehen – oder ein-sehen –, daß auch ein *Nein* eine Antwort ist! Frei-raum entsteht auch in einem Nein – das Ja wird oft zu gordischen Knoten gebunden, damit wir nur ja nicht voneinander loskommen. *Verbunden sein ohne gebunden sein* – darin liegt die Kunst des Lebens – vor allem im Sterben!

Ein Denkanstoß

LEBENSANZEIGE

Meine Nichte

Anna-Maria Maier

feiert heute ihren 49. Geburtstag. Seit vielen Monaten ist sie durch eine unheilbare Krankheit Tag und Nacht ans Bett gefesselt. Sie, die früher in so vielfältiger Weise aktiv gewesen ist, überall beliebt und gerne gesehen war, vereinsamt nun zusehends.
Dieser Aufruf mag vielleicht sonderbar sein. Aber an dieser Stelle könnte schon morgen eine Todesanzeige stehen. In diesem Fall wäre des Bedauerns wahrscheinlich kein Ende gewesen. Anna-Marias Leichenzug wäre sicher sehr lang geworden. Ehrengeleit, Blumen, die Feierlichkeit der erschütterten Nachrufe hätten sich zu einer Großkundgebung seltener Wertschätzung eines Mitmenschen ausgeweitet.
Ich erlaube mir vorzuschlagen, von einer solch zu spät kommenden Ehrung abzusehen. Dafür können wir die wenigen Tage oder Wochen im Leben von Anna-Maria noch nutzen, um sie zu besuchen, mit ihr zu telefonieren oder ihr zu schreiben. Sie wird sich sicher darüber freuen, und wir können ihr diese letzte Zeit noch verschönen.
Dies gelingt, wenn wir nicht wie auf einer Beerdigung alle gleichzeitig losziehen, sondern einander abwechselnd an ihr Bett kommen, um Abschied zu nehmen oder einfach nur, um dazusein.

Im Namen der Familie
Oskar Maier, Onkel

Zeitgeschenk

Ulla war mir bei einer Studentendiskussion aufgefallen. Sie versuchte fast verzweifelt, Argumente für eine aktive Sterbehilfe aufzubauen. Immer wieder setzte sie mir ein Aber entgegen. Wenn das nicht mehr möglich war, schüttelte sie trotzig den Kopf, als wolle sie einfach nicht hören, was unwidersprochen bleiben mußte.
Ich lud sie anschließend zu einem Kaffee ein und freute mich sehr, daß sie ganz einfach zusagte.
„Was wühlt dich eigentlich so auf bei dem Thema?" fragte ich sie geradeheraus. Das Café war sehr gemütlich.
„Ach, mich regt das einfach auf! Da wird so erbarmungslos um alles in der Welt…" Sie brach ab. Die Hände zitterten. Ihre Mundwinkel auch.
Ich wartete eine Weile. Sie mußte sich erst fassen. Wir hatten Zeit. „Was ist eigentlich los mit dir?" fragte ich schließlich.
Sie starrte mich an wie ein Wesen von einem anderen Stern. Dann weinte sie mit einem Mal haltlos. Ich schob ihr eine Packung Taschentücher hin und wartete still. Es hatte sich offensichtlich zuviel aufgestaut. Nun brach der Damm endlich. Nach fast einer Stunde und dem dritten Cappuccino schneuzte sie sich noch einmal kräftig und wischte sich die letzten Tränenströme entschlossen aus dem Gesicht.
„Du hast ja keine Ahnung!" stieß sie hervor.
„Deshalb frage ich ja! Und deshalb sitzen wir schließlich hier!" Mein Geduldsfaden war knapp vorm Durchreißen.

Endlich erzählte Ulla.
Sie hatte einen Bruder. Manuel. Er war 29. Eine furchtbare Krankheit hatte ihn vollständig gelähmt. Seit fast einem Jahr konnte er sich nicht mehr bewegen. Das Atmen war nur mit einer Maschine möglich, die in seine Luftröhre unterhalb des Kehlkopfes mündete. Manuel konnte auch nicht mehr sprechen. Er schnalzte mit der Zunge, wenn er etwas wollte. Dann begann immer ein großes Rätselraten, was er will. Er lag im Krankenhaus wegen der Beatmung. Keine Chance.
„Das Warten ist so furchtbar!" stieß Ulla hervor.
„Du meinst das Warten auf seinen Tod?" fragte ich.
„Was sonst? Es könnte längst vorbei sein!"
„Habt ihr eigentlich mit Manuel darüber gesprochen, als er noch sprechen konnte?"
„Nein, er wollte darüber nicht reden!" Ulla schrie fast. Wieder zitterten ihre Hände.
„Oder ihr hat euch nicht getraut?" hakte ich nach.
Sie schwieg. Nach einer Weile nickte sie leise und zuckte mit den Achseln. „Ist doch egal. Jetzt ist es sowieso zu spät!" Sie starrte auf die graue Tischplatte.
„Nein, egal ist es nicht! Und ob es zu spät ist, bezweifle ich auch!" Ein wilder Blick fuhr mir entgegen.
„Was sonst?"
„Noch lebt Manuel, und er ist auch nicht komatös." Ich sagte das mehr zu mir selber als zu Ulla.
Ich merkte, daß sie meine Worte zusehends aufregten. Ich wollte nicht, daß sie davonrennt.
„Wie geht es eigentlich euren Eltern damit? Oder der übrigen Familie, den Freunden?" fragte ich.
„Papa ist seit zwei Jahren tot. Mama redet nicht darüber. Sie fährt jeden Tag zu Manuel. Sie ist überhaupt sehr

schweigsam geworden. Freunde sind keine mehr da. Das hat aufgehört, wie Manuel mit dem Sprechen aufgehört hat. Ich fahre einmal in der Woche zu ihm. Aber ich halte das nicht mehr aus. Ich würde am liebsten die Maschine abstellen."

Nach einer Weile schaute sie mir direkt in die Augen. Sie wich meinem Blick nicht mehr aus.

„Wenn du ihn sehen würdest, wäre dein Nein zur Sterbehilfe nicht mehr so sicher!" sagte sie.

Ich hielt ihrem Blick stand.

„Gut. Ich besuche Manuel! Nicht deshalb. Da habe ich keine Angst! Ich möchte mit ihm reden!"

Ulla lachte bitter auf.

Es war genug. Wir wechselten das Thema, sprachen über das Studium und Allerweltsdinge. Langsam wurde sie wieder lockerer. Ich lernte an diesem Abend noch die Mutter kennen. Die Frau war alt geworden durch das Leid, das sie erleben mußte. Sie war freundlich und liebenswürdig. Als Ulla von einem Freund abgeholt wurde, hörte ihre Schweigsamkeit allmählich auf.

Sie zeigte mir Fotos von Manuel und erzählte von einem kleinen Lausbuben. Wir lachten, bis wir beide weinten.

„Ich möchte mit Manuel sprechen!" sagte ich und nahm ihre Hand. Mit einem Mal hatte ich tiefe Seelenverwandtschaft gespürt.

„Ich meine keine Monologe!" fügte ich noch schnell an.

„Was meinst du, was ich mir wünsche?" Magdas Lächeln war hilflos.

Ihre ganze Qual lag in ihren Mundwinkeln.

„Ich weiß noch nicht wie, aber ich denke darüber nach!"

Die ganze Nacht lag ich wach. Ich versuchte, mich in

Manuels Lage zu versetzen. Nicht rühren, keinen Ton. Nur ein Zungenschnalzen. Für Ja einmal, für Nein zweimal, hatte Magda erzählt.
Es dämmerte schon, als ich aus dem Bett kletterte und mich am Boden mit Papier und dicken Stiften ausbreitete. Mit Buchstaben konnte man doch sprechen. Auch ohne Ton. Als Schriftsteller sollte ich das doch wissen! Ich schrieb also das Alphabet auf, die Zahlen von null bis neun. Mir war klar, daß das nicht alles war, aber den Rest sollte Manuel diktieren! Ich packte Stifte ein, rollte das Papier auf und fuhr in die Stadt, um eine Pfeiltaschenlampe zu kaufen als Zeigestab.
Von unterwegs rief ich Magda an. Wir trafen uns bei einem Tee. Ich erklärte ihr aufgeregt meine Idee.
„Hoffentlich macht Manuel da mit!" sagte sie.
Ich hoffte es auch!
Magda hatte Angst, daß er ablehnen könnte. Deshalb bat sie mich, allein zu ihm zu fahren. Sie wollte erst später nachkommen.
Mein Herz wirbelte etwas verzweifelt im Brustkorb herum. Aber ich hatte das nun einmal angefangen, und außerdem gab es längst kein Zurück mehr.

Manuel schaute mich fragend an. Ich stellte mich vor, erzählte ein bißchen, wie ich dazu kam, ihn zu besuchen. Dann holte ich tief Luft und schickte noch ein Stoßgebet zum Himmel.
„Ich habe mir die ganze Nacht überlegt, wie du dich wieder verständigen könntest. Ich würde mich so gerne wirklich mit dir unterhalten. Und mir ist etwas eingefallen, das gehen könnte. Darf ich es dir zeigen?"
Manuel schnalzte einmal kräftig mit der Zunge. Einmal

ist ein Ja! Aber seine Augen sprachen eine noch viel deutlichere Sprache. Er strahlte mich an. Es war unbeschreiblich!
Ich rollte meinen Bogen aus, klebte ihn an die Wand, so daß Manuel ihn gut sehen konnte. Der kleine Lichtpfeil der Taschenlampe war deutlich zu sehen. Ich setzte mich mit einem Block neben Manuel, schreibbereit für unseren ersten Plausch.
„Ich weiß, daß sicher einiges noch gebraucht wird auf der Tafel, aber ich dachte mir, daß uns das beim Reden einfallen wird. Und du hast bestimmt eigene Ideen. Platz ist genug. Ich habe auch noch Papier zu Hause. Die Wand ist groß..." Ich merkte auf einmal, daß ich wie ein Wasserfall redete. Ich war so unsagbar aufgeregt.
„Sag was – bitte!" Ich nahm die Taschenlampe und fuhr langsam die Buchstaben entlang. Manuel schnalzte!
„Schöne Augen", waren seine ersten Worte, die er mir diktierte.
„Wer? Ich?" fragte ich etwas verwirrt. Ich hatte alles mögliche erwartet – hatte ich wirklich? Ich weiß es nicht mehr! Nur eines weiß ich sicher: Ich hatte *das* nicht erwartet!
Manuel schnalzte sein Ja.
Es war das berührendste Kompliment, das ich je bekommen habe!
Wir fanden heraus, daß ein Rufezeichen wichtig war und ein Fragezeichen. Damit konnte manchmal ein ganzer Satz gespart werden. Auch Personalpronomen und die einfachen Fragewörter waren hilfreich.
Als Magda kam, waren wir mitten ins Gespräch vertieft. Es ging sehr langsam. Ich hatte den Fehler gemacht, ein Wort nach zwei, drei Buchstaben erraten zu wollen, da-

mit er schneller sagen konnte, was er wollte. Manuel machte das aber nervös. Er setzte plötzlich drei Rufezeichen für ein „Achtung!"
„Bevormunde mich bitte nicht! Ich rede selber! Warte!"
Es war einfach toll! Und ich lernte am laufenden Band.
Magda stand schweigend in der Tür. Sie strahlte über das ganze Gesicht.
„Ich liebe dich!" diktierte Manuel an Magda.
Ich zeigte ihr das Wichtigste und ließ die beiden dann allein.
Die Krankenschwestern hatten mitbekommen, was sich bei Manuel abspielte, und fragten mich, wie es ginge.
Wir überlegten im Schwesternzimmer, welche Handreichungen wichtig wären und was Manuel brauchen könnte. Dann schrieben wir ein zweites Plakat. Die wichtigsten Körperpartien, rechts und links, Handreichungen wurden aufgeschrieben. Meine Freude war offenbar ansteckend geworden.

Zeit war das große Zauberwort. Ein Gespräch mit Manuel brauchte einfach Zeit.
Auf Manuels Nachttisch lag ein dicker Wälzer Schmalzliebe. Daraus hatte er sich immer wieder vorlesen lassen. Jetzt erzählte er, daß die Krankenhausbibliothekarin ihm einfach immer ein Buch hingelegt hätte. Möglichst dick halt. Er hat dem Vorlesen immer zugestimmt, weil damit die unerträgliche Stille vorbei war, sein Besucher nicht krampfhaft nach einem Gesprächsstoff suchen mußte, vor allem aber aus Angst, es könnte jemand zu schnell wieder gehen. Das Alleinsein war so Furchtbar für Manuel.
Vorlesen würde er sich schon gerne lassen, wenn es nur

was zum Zuhören wäre. Ich fragte ihn, was es sein sollte.
„Bachmann, Sartre, Camus", sagte er.
„Kein Problem! Meine Bibliothek führt deine Wünsche. Was als erstes?"
„Malina", kam zurück.
Mich beschlich ein leiser Stolz. Meine Bibliothek war gut sortiert. Ich freute mich auf die Lesestunden mit Manuel.
Schwestern und Ärzte erzählten auch öfter etwas im Krankenzimmer. Mit einem Mal ging es nicht nur mehr um die reine Versorgung des Kranken. Er war wieder eine Persönlichkeit. Er wurde gefragt. Und er konnte antworten. Nicht nur mit Ja oder Nein!

Unsere Freude hatte nur einen dunklen Punkt: Ulla. Sie schaffte es nicht, mit ihrem Bruder langsam und buchstabenweise zu sprechen. Vielleicht war es ihre Angst vor einer Frage oder eben einer Antwort. Zuerst hatte sie immer eine Ausrede parat, nicht lange genug bleiben zu können. Über einige banale Floskeln kam sie nicht hinaus. Ich fragte Manuel, wie es ihm damit ginge.
„Sie leidet. Ich kann nicht helfen. Damit muß sie selber umgehen. Ich kann sie verstehen", sagte er. Seine Augen waren traurig.
Ich versuchte, mit Ulla darüber zu reden.
„Ihr tut so, als wäre die Welt wieder in Ordnung! Das ist sie aber nicht! Ihr macht euch alle etwas vor!" schrie sie mich an.
Auch sie braucht Zeit, dachte ich und ließ Ulla ihren Schmerz herausbrüllen.

Nach einigen Wochen – wir waren bei unserem dritten

Buch angelangt, hatten fast täglich mehr oder weniger geplaudert – brachte ich das Thema Sterben ins Gespräch. Ich fragte Manuel, ob er seine Atemmaschine gerne abstellen würde.
„Nein! Ich möchte nicht ersticken!" sagte er sofort.
Dann erzählte er mir, daß ihm schon auch solche Gedanken gekommen waren. Vor allem, wenn er seine Mutter und Ulla angeschaut hat. Er hatte einfach Angst, daß sie beide daran zerbrechen, daß er so daliegt. Dann hat er sich oft gewünscht, er wäre tot oder wenigstens bewußtlos. Auch sei er oft fast verzweifelt, wenn niemand verstanden hat, was er wollte oder brauchte. So nutzlos, so belastend fühlte er sich dann. Und trotzdem spürte er immer wieder, daß er einfach leben wollte. Es war so schön, daß er nun sagen konnte, er wolle aus dem Fenster schauen!
Jetzt war er einfach froh, noch zu leben. Er konnte mit seiner Mutter noch so vieles besprechen.
„Das Leben ist aufregend!" sagte Manuel, und seine Augen leuchteten wieder einmal so unbeschreiblich.
Ich wollte das, was er mir jetzt gesagt und ich aufgeschrieben hatte, mitnehmen und Ulla lesen lassen. Ich fragte ihn um Erlaubnis.
„Gib es ihr. Aber lasse sie allein damit! Sie braucht Zeit!" sagte er. Ich versprach es. Heute verabschiedete ich mich mit einem Kuß.
„Das ist von Manuel. Du kannst es lesen!" sagte ich Ulla und ging. Sie rief mich spätabends an.
„Ihr seid gemein!" sagte sie.
„Es wird Zeit, daß du mit deinem Selbstmitleid aufhörst! Wie lange willst du dir noch vorlügen, daß du den Durchblick hast? Du tust dir selber am meisten leid, daß

du einen Bruder hast, der so krank ist!" Ich konnte das nicht mehr länger hinunterschlucken.
Eine Zeitlang war es still in der Leitung. Dann weinte Ulla. Ich wartete.
„Ihr wollt das einfach nicht verstehen!" schluchzte sie schließlich.
„Es geht um das, was Manuel will. Es ist sein Leben! Er ist sterbenskrank und muß das alles aushalten. Nicht du! Vielleicht solltest du das verstehen lernen!" Ich war nicht mehr bereit, ihr Selbstmitleid noch länger zu unterstützen, indem ich sie weiter wie ein rohes Ei behandeln sollte.
Ulla knallte den Hörer auf die Gabel.
Am nächsten Morgen besuchte ich Magda und erzählte ihr alles.
„Ich glaube, Ulla braucht Hilfe. Ich kann ihr wahrscheinlich nicht helfen."
„Ich werde es versuchen. Aber ich weiß nicht, ob ich es kann. Sie hat sich so verrannt. Sie schämt sich im Grunde dafür, daß sie Manuel die Maschine abstellen wollte und er nun sagt, daß er leben will."
Magda kam auch nicht an Ulla heran.
Wir erzählten schließlich alles Manuel. Auch die ganze Vorgeschichte. Es ging ja um ihn. Manuel weinte zuerst. Dann wollte er einen Brief schreiben. Magda gab ihm die Anzeige und schrieb, was angesagt wurde.
Es war ein liebevoller Brief des großen Bruders an seine Schwester. Er tröstete sie, sagte ihr aber auch deutlich, daß er sein Leben lebenswert finde, auch wenn sie das nicht verstehen könne. Sie solle es akzeptieren.
„Ich bin froh, mich wieder verständlich machen zu können. Jetzt kann ich wirklich sagen, was ich meine, und

nicht, was irgendwer mir in den Mund legen möchte. Der Tod wird ein Erlösung für mich sein. Aber dann, wenn der Zeitpunkt dafür gekommen ist. Und das ist nicht jetzt!"
Manuel überließ es Magda, Ulla den Brief zu geben. Wann immer sie glaubte, daß der richtige Zeitpunkt gekommen wäre.

Fast ein halbes Jahr wurde uns mit Manuel geschenkt. Langsam wurde er immer schläfriger, konnte oft nur für eine Viertelstunde wach sein. Das Sprechen wurde zu anstrengend. Wir lasen Gedichte von Bachmann. Auch wenn er wieder einschlief. Das hat er sich gewünscht.
Eines Morgens fiel er ins Koma. Zwei Tage lang wechselten Magda und ich uns ab. Die Beatmungsmaschine arbeitete ja selbständig. So galt unsere Aufmerksamkeit dem Puls. Als ich Magda am Abend ablösen wollte, fühlten wir keinen Puls mehr. Der Arzt kontrollierte mit dem Stethoskop und dem EKG, dann stellte er die Maschine ab.
Die Schwestern erlaubten uns, Manuel zu waschen und noch eine Zeitlang im Zimmer zu bleiben.
Magda stand schließlich auf.
„Ich rufe Ulla an", sagte sie und ging langsam hinaus.
Ulla war nicht mehr gekommen. Auch nicht, als Manuel im Koma gelegen war.

Erst viele Wochen später fragte ich Ulla:
„Wieso kannst du nicht akzeptieren, was geschehen ist?"
Sie schaute mich lange an. Schweigend. Dann schlug sie die Augen nieder. Sie verschränkte die Arme vor der Brust.

„Ich weiß, daß ich mir was vormache. Aber ich brauch' es, sonst halte ich das nicht mehr aus! Wie soll ich vor mir selber noch existieren können? Es kann doch auch eine Lüge zur Wahrheit werden – oder?!"
Ich wußte nicht, was ich darauf sagen sollte. Das sagte ich ihr auch.

Was ist Zeit? Sicher nicht die mathematische Einheit, in die wir sie gepreßt haben. Wie lange ist ein Augenblick? Wir meinen, ein Maß zu haben und haben doch keines.
Ich möchte den Vergleich mit Gott machen:
Wir haben nur Zeit, wenn wir sie uns nehmen. Wir können sie nicht festhalten, nicht fassen, und trotzdem bestimmt sie unser ganzes Leben. Wir brauchen sie ständig, können nicht aus ihr herausfallen. Sie umgibt uns in allem Sein. Sie ist in aller Munde und trotzdem undefinierbar.
Was kostet eine Stunde Leben? Keine Minute kann ich kaufen. Ich bekomme Zeit geschenkt! Ich kann Zeit verschenken …
Ist es nicht mit Gott ähnlich?
Wenn ich einem Menschen ein „Ich bin da" schenke, dann schenke ich ihm Zeit. Lebenszeit!
Gibt es mehr zu verschenken oder Größeres?

Wir brauchen Hospize

Während ich an diesem Buch geschrieben habe, wurde in den Niederlanden die aktive Sterbehilfe straffrei gestellt und damit eigentlich legalisiert. Im ersten Moment glaubte ich, mich bei den Nachrichten verhört zu haben. Leider ist es wahr!
Es fällt auf, daß sich eine Parallelität in der Sterbekultur entwickelt. Auf der einen Seite entsteht eine neue Euthanasiebewegung, auf der anderen Seite existiert die Hospizbewegung und breitet sich aus.
Es ist wichtig, daß wir einer Diskussion nicht ausweichen. Angst und Mißbrauch dieser starken Emotionen spielen eine nicht unwesentliche Rolle dabei. Mit der Angst der Menschen kann man die besten Geschäfte machen. Das werfe ich der Euthanasiebewegung vor! Sie tobt sich in wilden Anschuldigungen gegen die gesamte Medizin aus, läßt kein gutes Haar mehr. Es wird ein Bild überzeichnet, das so einfach nicht stimmt.
Die Schulmedizin ist *nicht* ein schlauchgieriger Moloch, der Menschen zu Maschinen macht! Wenn ich den Ausführungen der selbsternannten „Humanisten" zuhöre oder ihre Artikel lese, dann verreckt jeder Krebspatient unter furchtbaren Qualen. Die Angst wird nicht gemindert, sondern auf unmenschliche Art und Weise forciert. Wozu?
Wenn dann Zyankali im Handelswert von nicht einmal einem Schilling (!) um mindestens 3000 DM verkauft wird, bleibt für mich nur der Rückschluß auf ein beinhartes Geschäft mit dem Tod.
Es ist in den medienwirksam aufbereiteten Schausuizi-

den einer DGHS niemals die Rede davon, wie versucht worden wäre, dem Kranken wieder einen *Lebenssinn* zu geben.
Wenn nun die Niederlande meinen, mit einem 28-Punkte-Katalog und der Beiziehung eines zweiten Arztes sei genug getan und vor allem genug Sicherheit gegen Zweifel gesetzt, wird mir einfach eisigkalt!
Wie leicht ist es, einen Menschen in seiner vorherrschenden Meinung zu bestärken? Das gilt ganz besonders für eine Depression oder einen Pessimismus. Die Frage wird immer auch sein, wie sehr der Kranke sich als Belastung gegenüber seiner Familie empfindet. Er kann im nachhinein ja nicht mehr befragt werden, ob wohl alles mit „rechten" Dingen zugegangen ist.
Ein Kriterium ist, daß der Patient bei klarem Verstand mehrfach den Todeswunsch äußert. Kein Problem! Ich brauche ihn nur fest darin bestärken, daß sein Leben keinen Sinn mehr hat (siehe Resignationsphase!).
Schon Nietzsche sagte: *„Wer ein Warum zu leben hat, erträgt fast jedes Wie!"*
Wir leiden zunehmend an einem zwischenmenschlichen Defizit. Ich glaube, daß deshalb auch der Nährboden für derartige Strömungen wie DGHS oder EXIT recht furchtbar fruchtbar – im wahrsten Sinne des Wortes – ist. Je mehr wir isoliert leben, beziehungsloser werden, umso problematischer wird auch die Herausforderung von Sterben, Alter und Tod. Um es in unserer Zeitsprache zu sagen: *Wir neigen dazu, Menschen zu entsorgen und nicht mehr zu versorgen, schon gar nicht zu umsorgen.*
Die Angst vor dem Sterben wird in Todessehnsucht verkehrt. Von außen! Und von Gesunden!
Wenn der Maßstab für den Lebenswert an Leistungs-

fähigkeit und Funktionalität gemessen wird, ist der Unwert klar vorgegeben. Diese eiskalte Rechnung ist deshalb so unbeschreiblich gefährlich, weil die Verpackung „Humanität" vorgaukelt und „Menschenfreundlichkeit" auf das Etikett gedruckt wird. Der Inhalt heißt aber brutale Ent-sorgung! Ich brauche mich menschlich nicht mehr engagieren. Ein Toter muß nur mit viel Pietät noch beerdigt werden.

Ärzte, die die Euthanasie mittragen, brauchen sich nicht mehr mit der Ohnmacht an einem Sterbebett auseinanderzusetzten. Sie machen eine vermeintliche Niederlage zu einem Sieg. An Zyankali stirbt man zwar einen grausamen Erstickungstod, aber man stirbt todsicher – und damit war die letzte Behandlung erfolgreich!

Ich verurteile nicht das Nachdenken über die Euthanasie. Ich klage aber die gewissenlosen Geschäfte mit der Angst und Verzweiflung von Menschen, die todkrank sind, an. *Die Flucht vor der Apparatemedizin darf nicht zu einer Flucht in die Chemie werden.*

Solange es eine Alternative gibt, sollte die zum Tragen kommen. Die DGHS hat einen ganz erschreckenden Satz geprägt:

„Im Zweifel für den Tod!"

Damit entlarvt sich diese Bewegung selbst ! Sie ist nicht für das Leben!

Und damit steht die Hospizbewegung als wirksame Alternative gegenüber. *„Leben bis zuletzt!"* Nicht sterben, schon halbtot oder ähnlich. Jedenfalls weit weg vom Leben. Nein, leben mitten in diesem Sterben. Das Sterben gehört zum Leben und nicht zum Tod!

Die Würde des Menschen ist unantastbar! Ich würdige ihn nicht mit einer Giftkapsel. Ich gebe ihm seine Würde wieder, wenn ich seine Schmerzen auf allen Ebenen behandle, seinem Dasein auch in seiner ganzen Hinfälligkeit einen Sinn und Wert gebe! Wer menschlich reagiert, braucht nicht die „Humanität" in großen Lettern auf seine Fahnen schreiben. Er lebt sein Menschsein und ist damit glaub-würdig!
Ich möchte hier nicht verschweigen, daß es laute Kritik an der Hospizbewegung gibt. Ein ständiger Vorwurf ist, daß Ghettos für Sterbende geschaffen wurden, eben Sterbehäuser.
Das Bestreben eines Hospizes ist es immer, den Kranken, wenn irgendwie möglich, nach Hause in seine gewohnte Umgebung zu bringen. Ist dies nicht möglich, werden die vertrauten Menschen zum Kranken gebracht und miteingebunden in seine Begleitung. Zugleich werden sie mitbegleitet. Damit ist das Hospiz Ort der lebendigen Begegnung. Der Vorwurf ist eine Hypothese, die sich in keinem Hospiz in der Praxis verwirklicht hat!
Hospizpatienten werden besonders medizinisch betreut. Das Hospiz strebt immer die Zusammenarbeit mit bestehenden medizinischen Einrichtungen an. Es geht um Schmerzbekämpfung und Symptomkontrolle. Die Palliativmedizin sollte mit der kurativen Medizin eine Ehe eingehen. Sie ergänzen sich auf jeden Fall.

Ein weiterer Vorwurf an das Hospiz ist, daß ein Patient, der in ein Hospiz eingeliefert wird, jede Hoffnung verliert und depressiv resignieren muß. Dem ist entgegenzuhalten, daß der Patient zuerst gefragt wird und seine Entscheidung ausschlaggebend ist. Sehr oft ist das Hos-

piz auch nicht die letzte Station, sondern eben unsere Schutzhütte. Ist der Patient schmerztherapeutisch gut eingestellt, geht es ihm damit auch besser, kann er sehr wohl auch wieder in häusliche Pflege zurückgebracht werden und ambulant weiter betreut sein.
Auch hier ist der Vorwurf ein theoretisch konstruierter, der sich in der Praxis nicht bestätigt hat.

Immer wieder wird auch gesagt, daß ein Hospiz nicht finanzierbar sei wegen des hohen Personalaufwandes.
Die Erfahrungen aus der Praxis zeigen aber, daß ein Hospizbett wesentlich billiger als ein Spitalsbett kommt. Zum einen ist die Palliativmedizin insgesamt weniger kostenaufwendig, zum anderen tragen hier die freiwilligen Helfer und die Familien selbst viel an Kostensparung bei. Zur Spendenunterstützung sind wir alle aufgerufen! Die Praxis in über 2000 Hospizen weltweit hat diese und andere kritische Theorien widerlegt.

Ich selbst habe in den fünf Jahren meines Lebens mit dem Tod Sturm und Drang erlebt, alle Phasen eines Sterbens bis hart an den Tod heran erfahren. Wenn ich daran denke, daß ich auch Zeiten erlebt habe, in denen ich nicht mehr wollte, mich einfach nur nach Ruhe sehnte. Zeiten, in denen ich im wahrsten Sinne des Wortes todmüde war, dann frage ich mich, ob ich noch leben würde, wäre ich an die DGHS geraten. Ich weiß, daß solche Tage kommen. Sie gehen aber auch wieder!
Ich habe am eigenen Leib erfahren, was es heißt, wenn Schmerzen nachlassen und Gedanken und Körpergefühle wieder frei werden.
Ich durfte erleben, wie Körperpflege und frische Wäsche

mir meine Menschenwürde wiedergaben und ich mich trotz aller Hinfälligkeit unsagbar wohl gefühlt habe.
Ich lag in einem Hospiz! Und ich ging wieder nach Hause. Geschenkte Lebenszeit! Das Leben war und ist immer ein Geschenk, wie lange oder wie kurz es sein mag!
Ich habe im vorangegangenen Kapitel absichtlich die ganze Geschichte mit Manuel erzählt. Er wäre sicher nicht noch sechs Monate am Leben gewesen, war er doch ein direkt „klassischer" Euthanasiekandidat!
Die Zeit mit Manuel und meine eigene Lebenszeit setze ich als gewichtigstes Argument gegen die Euthanasiebewegung.
Der Kampf für die Ziele der Hospizbewegung lohnt sich um der Menschlichkeit und Menschenwürde willen! Die Ehrfurcht vor dem Leben ist unser höchstes Gut! Sie war noch nie so sehr in Gefahr wie heute.
Eine evangelische Pfarrerin hat mir gesagt:
„Solange unsere gesellschaftlichen Zustände so sind, ist das Eintreten für eine aktive Sterbehilfe ein Menschenrecht."
Ich halte dem entgegen, daß ich mit einem Schritt in die falsche Richtung nichts an dem zweifelsohne herrschenden menschlichen Defizit ändere. Ganz im Gegenteil! Da wird eine Tür geöffnet, und der Anstoß reißt weitere Türen auf. Dann zu sagen: „Das haben wir nicht gewollt!" ist zu spät!
Wenn ich das Recht auf den Tod so sehr betone, zum Menschenrecht mache, dann muß ich dazu auch klarstellen, daß ich zugleich diesem Menschen das Recht auf Leben abspreche! Dann ist in aller Konsequenz das Recht auf Leben und Menschenwürde kein Menschenrecht mehr!
Besteht die Freiheit des Menschen so grenzenlos, daß Leben durch Tod ersetzt werden darf? Meine Freiheit ist

eingebunden in meine Mitwelt. Was hier mit „Menschenrecht“ verwechselt und mit „Humanität“ maskiert wird, ist ein ent-menschtes Rechenprogramm: wert und unwert. – Die Entscheidung fällt als Fallbeil! Wer bestimmt in welcher Freiheit den Wert? Was kostet das Leben? Welcher Preis wird zum Fixpreis?
Wenn ich einem Menschen glaub-würdig machen kann, daß er wichtig und liebens-wert ist, dann gebe ich ihm seine Würde und seinen Lebenswert zurück!

Ich bin für das Leben! Besonders im Zweifelsfall. Ein lebendiger Zweifel ist eine Herausforderung an alle Lebenden! Ob an Begleiter oder uns Patienten. Sie fordert den ganzen Menschen auf, Mensch zu sein! *Bauen wir Schutzhütten und keine Galgen!*
Wir brauchen Bergführer und keine Henker!
Ich wünsche der Hospizbewegung viel Bewegung! Ich wünsche uns Menschen, daß wir den Mut haben, uns bewegen zu lassen zu einer Berührung mit dem Leben in seiner ganzen Fülle. Das Sterben gehört zum Leben!
Ich wünsche vor allem den vielen Seilschaften „Berg Heil!“ in ihrer Arbeit. Ganz besonders in Zeiten, wo es nicht so wird, wie es gut wäre, wo das Seinlassen und das Loslassen schwerfallen. In solchen Zeiten braucht es Kraft und Standfestigkeit.
Ich kann viel tun, wenn nichts mehr zu machen ist! Auch als Kranker! Zwei leere Hände sind dazu bereit. Mit Gottvertrauen und unerschütterlicher Lebensfreude!
Das Schreiben dieses Buches war etwas, das ich tun konnte. Jetzt…

Plädoyer für das Leben

Auf der Lebensweg-Wanderung mußte ich eines Tages feststellen, daß ich mich selbst völlig überfordert hatte. Mein Rucksack war viel zu schwer und viel zu groß geworden. Ich setzte mich hin und leerte ihn aus.
Einiges darin gehörte bei näherem Betrachten gar nicht mir. Also gab ich es den Besitzern zurück, wenn ich konnte, oder legte es beiseite. Ich kann nicht die Probleme anderer Menschen lösen. Dann sind sie nicht wirklich gelöst. Aber *meine* Probleme gehören zu mir und verlangen *meine* Lösungen!
Ich entdeckte altes Zeug, längst ausgedient. Ich hatte es mitgeschleppt, warum auch immer. Es war Zeit zum Entrümpeln. Das wirklich Lebensnot-wendige war wichtig. Sonst nichts mehr! Die unbeschreibliche Schönheit eines Kieselsteins, das Gänseblümchen mitten auf dem Weg, der Sonnenaufgang, ein Regentag, der Wind im Gesicht ... das alles war so wichtig mit einem Mal und brauchte gar nicht ge- oder er-tragen werden – ich mußte nur meine eigenen Sinne aufwecken! *Die Be-sinnung auf meinen Eigen-sinn machte jeden weiteren Schritt auf meinem Weg sinn-voll.*
Die Sprachlosigkeit lag wie ein Felsbrocken bedrohlich mitten im Weg. Erst bei genauerem Hinsehen bot sich dieser „Stein des Anstoßes“ als Rastplatz und Schattenspender an. Ich lernte das schweigende Sprechen auf dem Papier. Diese lang-same, behut-same Samenlegen in fruchtbare Erde. Ich lernte auch, nur Säfrau zu sein und die Ernte den Hungernden zu überlassen. Mein Hunger wurde mehr und mehr gestillt von einem

glaub-würdigen Staunen.
Ich entdeckte eine andere Sprache, die keine Worte brauchte. Im Augen-blick einer Begegnung, in den Händen Offenheit und füllbare, aber vor allem auch fühlbare Leere. Bereit, aus dem Brunnen zu schöpfen, Durst zu stillen. *Mein Schauen wurde zum Staunen und mein Staunen zum Zuhören.* Ich horchte mit allen Sinnen in mein Leben hinein!
Ein Stück weit trug ich einen kleineren, viel leichter gewordenen Rucksack. Ich kam bis zur Schutzhütte. Die Rast dort tat gut. Sie gab mir Sicherheit und Wärme.
Mein Weg geht weiter. Ich habe meinen Rucksack zurückgelassen. Ich brauche ihn nicht mehr. Das Bauchgefühl, in Gott und mit Ihm schwanger zu sein, braucht nichts mehr als mich selber. Ich freue mich auf die Geburt – dann sehen wir einander wirklich.
Jetzt weiß ich, daß ich vom Leben nichts erwarten kann, aber das Leben erwartet mich jeden Augenblick.
Ich will nicht leben um jeden Preis und dabei Bruder Tod nicht wahr-nehmen. Ich will leben, glaub-würdig und liebens-wert mit der ganzen Kraft meiner Lebendigkeit. In dieser Stunde! Nichts anderes und nicht mehr ist so wichtig!
Schwester Leben und Bruder Tod haben mich in ihre Mitte genommen. Ich bin zu-frieden in meinem Lebenssterben. Jeden Tag ein Heute zu voll-enden ist die Ars moriendi. Ja, ich bin ein *Lebenskünstler* geworden!
Mein Sterben ist eine große, heil-same und berührte Lebensphase.
Ich danke allen, die mich bis knapp unter meinen Gipfel begleiten!
Ich bin eigen-sinnig glücklich und reich beschenkt.

Geben wir dem Sterben Raum, damit wir unser Leben voll-enden können und nicht angstvoll daran ver-enden!
„Ich bin da!“ hat Gott uns zugesichert. Sagen wir es auch zueinander: „Ich bin da!“ *Besonders dann, wenn wir „Leb' wohl!“ sagen . . .*

Möge Dein Weg Dir freundlich
entgegenkommen,
Wind Dir den Rücken stärken,
Sonnenschein Deinem Gesicht
viel Glanz und Wärme geben.
Der Regen möge Deine Felder tränken,
und bis wir beide,
Du und ich, einander wiedersehen,
halte Gott schützend
Dich in Seiner hohlen Hand!

(Alter irischer Segen)

Nachwort

Karin Leiter ist eine Frau, die mit dem Leben und mit dem Tod etwas anzufangen weiß. Sie vermittelt nicht eingelernte Theorien, sondern Lebenserfahrungen, die bis ganz nahe an den Tod reichen. Sie spricht nicht mit erhobenem Zeigefinger, sondern aus Liebe und voll Rücksicht auf jene, die sich schwertun mit dem Leid, das über sie hereinbricht, und mit dem Wissen um das eigene Sterben oder um den Heimgang geliebter Menschen. Karin Leiter hat keine liebliche, sondern eine liebende Sprache. So zeigt sie, daß Wahrheit, in schlichten Worten ausgedrückt, eine große Hilfe zu sein vermag.

Es ist natürlich, daß Karin Leiter aus ihrer ganzen Lebenskonzeption heraus für die Hospizbewegung eintritt. Ihr Engagement ist glaubhaft, denn auch in der Darstellung der Erfahrungen im Hospiz beschönigt sie nichts, sondern bleibt wahr. Sie will eben nicht Propaganda machen, ebensowenig wie sie Bücher um der Bücher willen schreibt. Sie will helfen; helfen allen jenen, die in Leid und Kranksein eine Lebensbegleitung brauchen. Wer braucht sie nicht?

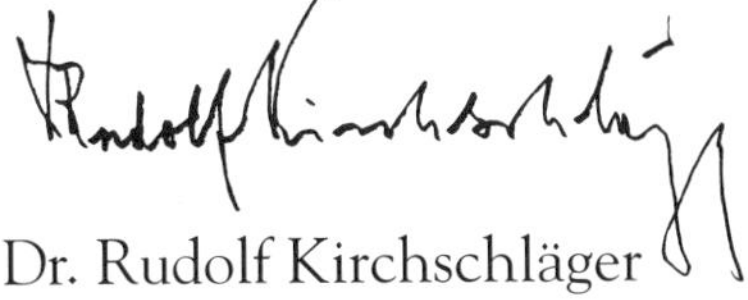

Dr. Rudolf Kirchschläger

The life that I have
Is all that I have.
And the Life that I have
Is Yours.
The love that I have
Of the life that I have
Is Yours and Yours and Yours.
A sleep I shall have
A rest I shall have
Yet death will be but a
pause;
For the peace of my years
In the long green grass
Will be Yours and Yours and Yours.

(Gebet auf der Parte einer Patientin von St. Raphael)

Ich habe nur das Leben,
das ich lebe,
und dieses Leben
gehört Dir, mein Gott.
Ich habe nur die Liebe,
die in meinem Leben
lebendig ist,
und sie kommt von Dir und aus
Dir und zu Dir hin.
Ich werde Schlaf und
Ruhe finden,
wenn der Tod mir eine
Pause gönnt;
Der Frieden meiner Jahre
wird wachsen wie
langes, grünes Gras.
Wachsen von Dir und aus Dir
und zu Dir hin, mein Gott.

Weitere Bücher von Karin E. Leiter im Tyrolia-Verlag

Der Trotzdem-Baum
Wurzeln am Felsen Gottes.
5. Auflage. 104 Seiten mit 3 Illustrationen der Autorin, Broschur

Tanzendes Kreuz
Mein Weg über Golgotha.
3. Auflage. 112 Seiten mit 15 Farb- und 20 Schwarzweiß-Illustrationen der Autorin, Broschur

Die Bibel atmet
Eine Lebensnot-wendige Begegnung.
4. Auflage. 128 Seiten, Broschur

Schlag-Worte
Gedankensprünge im Schrifts-Teller.
2. Auflage. 136 Seiten mit 6 Illustrationen der Autorin, Broschur

Nichts-Nutz
Stein-reiches Bibel-Leben.
2. Auflage. 144 Seiten mit 9 Illustrationen der Autorin, Broschur

Die Lachfalten Gottes
Fröhliches Christsein.
2. Auflage. 104 Seiten mit 16 Farbbildern der Autorin, gebunden

Deine Liebe schmeckt wie Erde
Die Gärten der Heiligen Schrift.
Bildmeditationsband. 80 Seiten mit 2 ein- und 17 doppelseitigen Farbbildern, gebunden

Ach wie gut, daß jemand weiß …
Trauerbegleitung mit Märchen
152 Seiten mit 12 Illustrationen der Autorin, Broschur

Wenn Gott uns streichelt
Krankensalbung erleben
168 Seiten mit 20 Illustrationen der Autorin, Broschur

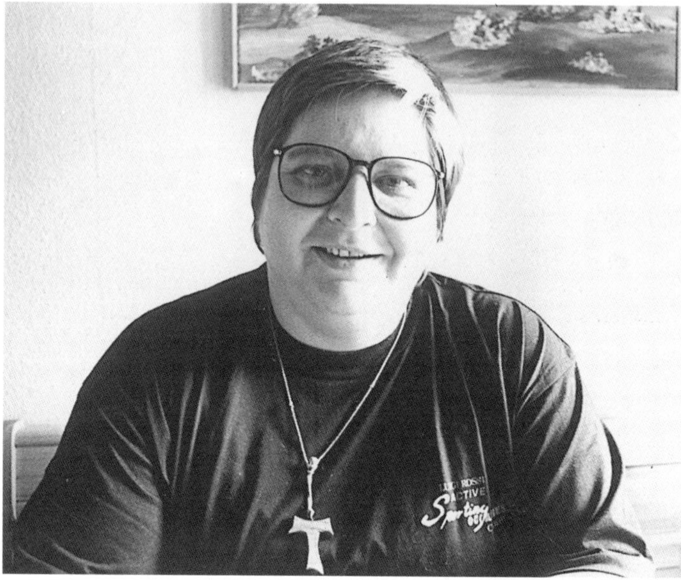

Karin E. Leiter, geb. 1956 in Innsbruck, Krankenschwester, Ausbildung in theol. Erwachsenenbildung, Studium der Germanistik und Theaterwissenschaft. Seit 1984 in Wien lebend. Diakonin der altkatholischen Kirche. 1988 unheilbar an Krebs erkrankt. Mitten in und aus dieser Leiderfahrung heute in der Sterbebegleitung von Krebs- und Aidskranken tätig. Freie Referentin an Bildungshäusern, Schulen ..., freie Schriftstellerin und Malerin. Unterrichtet an mehreren Krankenpflegeschulen Österreichs christl. Anthropologie in Diplomklassen. Radio- und Fernseharbeit.

Ein wesentliches Anliegen ist ihr die Sterbebegleitung, die Gründung von Hospizen in Österreich, die Lebensbegleitung Schwerstkranker und Sterbender ohne Angst und Lüge, der Umgang mit dem Tabu „Krebs“ sowie eine leid-tragende Theologie in den Fragen von Sterben, Tod und Trauer.
Ihren Glauben lebt K. Leiter als „Werkzeug der Fröhlichkeit Gottes“, und ihre Lebendigkeit mitten im Sterben sieht sie als das Leben eines „Trotzdem-Baumes“: auf senkrechtem Felsen mit nur einer Handvoll Erde wächst trotzdem ein Baum, wird groß und stark, sturmbewährt ...